9割の医者は、がんを誤解している！

医学博士
「e-クリニック」医師
岡本 裕

生還者《サバイバー》に学ぶ「がん治療」の新しい考え方

飛鳥新社

9割の医者は、がんを誤解している！

——生還者《サバイバー》に学ぶ「がん治療」の新しい考え方

［ブックデザイン］
本山吉晴
［本文イラスト］
角　愼作
［本文図表］
有限会社ハッシィ

まえがき

さて、まずはみなさんに質問です。

「胃がんは、胃の病気でしょうか？」

Yes《イエス》？　No《ノー》？

さぁ、どうでしょう？

もしも胃がんが、胃だけの病気であれば、胃を切り取ってしまえばがんは治ることになりますが、実際には胃を切り取っても再発したり、すこし経《た》ってから、別の臓器にがんが発生（転移）したりと、そんなことがよくあります。

つまり、胃を切り取っても、がんは治らないということなのです。

したがって、胃がんは胃の病気ではなく、全身の病気と言ったほうがよさそうです。

現象として、結果的に胃に病変が現れているだけなのです。

そもそも、がんに対する根本的な誤解は、現象として現れたがん（塊）そのものを、がんのすべてだと思ってしまうことです。いわゆるがんは、がんの枝葉末節にすぎません。主犯格はもっと別に控えています。

医者も研究者も、もちろんがん患者さんも世間も、本来のがんではなく、現象としてのがんにほとんど目を奪われているのです。

医者の多くは、本来のがんではなく、部分的ながんを何とかしようとやっきになり、目に見えるがんに対処できれば、とりあえずがんをやっつけたと誤解してしまいます。

研究者たちも、本来のがんではなくて、がんの遺伝子やタンパク質の分析に血まなこになっているのです。

一方、患者さんは患者さんで、がんを何とか治して欲しいと医者に頼るのですが、医者の照準が見当外れですから、なかなかがんは治りません。

しかし、優秀な医師たちと、がんの「3大療法」（手術、放射線、抗がん剤）のめざましい進歩のおかげで、がんも一時的にはやっつけられるようになりましたので、がんそのものが治ったと、ますます誤解してしまいます。

確かにがんは、一時的には姿を消すこともありますが、依然、その元凶は改善されず、そっくりそのままなので、いずれまた、息をふきかえしてくるのです。

それが、いわゆる再発・転移と言われるものです。

往々にして、今度は前よりもやっかいながんになって再発してきます。ところが、また優秀な医者がやっつけてくれますので、いったんは姿を消してくれるかもしれません。

このようないたちごっこを繰り返すうちに、3大療法の、たび重なる攻撃によって、患者さん自身の身体はボロボロになり、体力そのものが著しく低下してしまいます。

そしていよいよ最終的には、栄養不足、体力不足、さらには気力不足で、生命維持そのものがおぼつかなくなり、やがて、力尽きて死んでしまうのです。


がんは単なる臓器だけの病気ではなく、全身の病《やまい》なのです。

全身の免疫力（自己治癒力）、栄養が低下した状態です。

がんは、たまたま結果として胃という臓器に発生しただけなのです。

したがって、胃を切除しても、全身の栄養を改善し、免疫力（自己治癒力）を強化しなければ、早晩、再発したり、新たながんが発生したりすることになってしまいます。

がんに最終的に打ち勝つためには、患者さん本人の体力・免疫力が大事になりますから、これらを高めることを、並行して行うことが不可欠なのです。

それが、この本で紹介する、「セルフ治療（自分で治す治療）」（第4章参照）です。

「セルフ治療」は、私たち「e《イー》ークリニック」の医師たちが、大勢のがん生還者《サバイバー》（3期以上〈がんが臓器を大きく越えて進展しているか、他の臓器に転移している状態〉から生還した人）から学び、導き出した方法です。

実際この方法を用いて、医者からさじを投げられた、多くの進行がんの患者さんたちが、次々とがんを治しています。

この「セルフ治療」をベースにして、「3大療法」を上手に組み合わせることで、身体を立て直していこうというのが、がん治療の王道です。がんは感染症などと違い、原因は1つではありませんし、特効薬や特効治療などはありません。

したがって、考え方をはじめ、食などの生活習慣そのものを根本的に是正しながら、免疫力を向上させ、血のめぐりや「気」（本来の文字は「氣」）の流れを改善させ、自律神経のリズムを整え、その上にさじ加減を加えながら、慎重に3大療法を選択することによって、初めて打ち勝つことができるものなのです。

つまり、がん治療の原則は、「いいとこどりの総力戦」なのです。

そして、これがもっとも大事なことなのですが、がん治療の主役は、あくまでも患者さん自身だということです。
主治医の意見は参考にこそすれ、すべてを鵜呑《うの》みにする必要はありません。
自分が主体になって、上手に医者と付き合っていく姿勢こそが大切なのです。

もくじ

第3章　がんサバイバーに学ぶ、がんの治し方

第4章　身体にやさしい「セルフ治療」

序章

私が臨床医をやめた理由

がんが治った本当の理由は？

まずは、グラフをよくごらんいただければと思います。

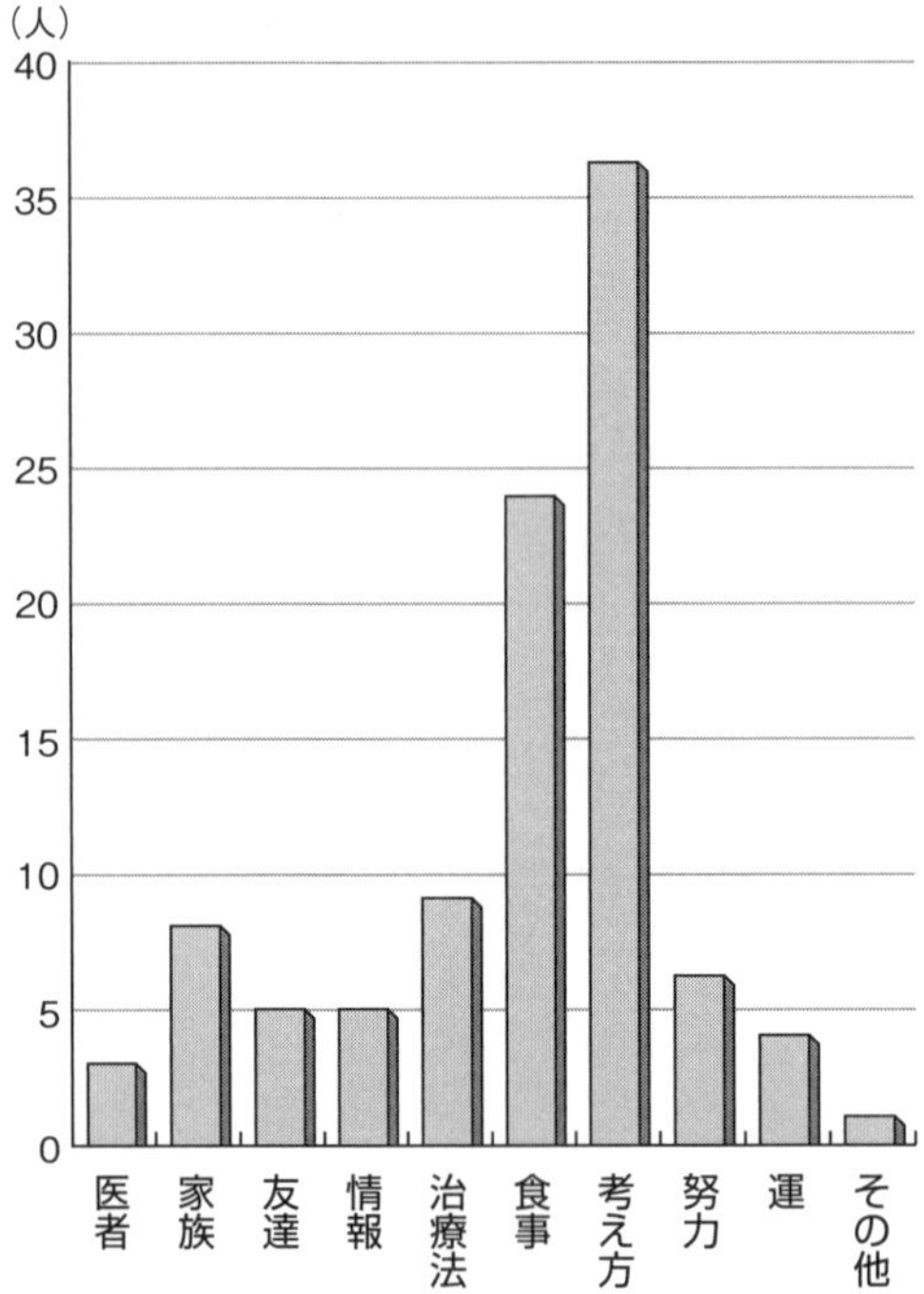

現在、私が代表を務める「e《イー》ークリニック」では、多くのがん患者さんから、がんにまつわるさまざまなことを、日々精力的に学んでいます。

なぜならそれが、がんを理解する早道だと信じるからです。

「eークリニック」では、がんを治した人たちの中でも、特に病期（がんの進行具合）が3期以上（がんが臓器を大きく越えて進展しているか、他の臓器に転移している状態）、つまり、通常では完治が難しいとされ、なかば死の宣告をつきつけられたような深刻な状態から生還した人たち＝生還者《サバイバー》（以下サバイバー）101人に、次のような質問をぶつけています。


「あなたはみごと、進行したがんから生還（サバイバル）されましたが、がんが治らない人と、治ったあなたとの決定的な違い（キーワード）を1つだけ選ぶとしたら、それは何でしょうか?」


その答えが、このグラフ*1（30ページ）なのです。

私たちは質問を投げかける前から、うすうす結果を予測していました。それは予測と言うよりも懸念、あるいは憂慮と言い換えたほうがより正確かもしれません。

結果はこのグラフのように、予測どおり、つまり懸念どおりだったのです。

がん、しかも深刻な状況からサバイバルを果たした人たちのほとんどが、サバイバルできた決定的な要因を「医者」ではないとしていることです。

しかも、その貢献度はグラフを見ていただければわかるように、「運」よりも少ないというその重い事実に、私たち「eークリニック」の医師たちは、驚愕《きょうがく》を覚えるとともに、あらためて身も心もリセットしなくてはと焦りを覚えたのです。


調査を進めるにつれ、当初から抱いていた懸念は、解消されるどころかますます募るばかりで、いつの間にか懸念が確信（核心）へと変わっていきました。

昨今は、2人に1人ががんになり、3人に1人ががんで死ぬという現実にもかかわらず、結論から言いますと、ほとんどの人は、がんをあまりよく理解していないようです。

なぜなら、進行したがんを治したサバイバーのみなさんが、がんが治った理由は医者ではないと言っているにもかかわらず、多くの人たちは、医者ががんを治してくれると信じているからです。

ただそれは、ある意味しかたのないことかもしれません。

なぜなら、「まえがき」でも少し触れましたが、本来ならば、がんをよく熟知しているはずの医者でさえ、どうひいき目に見積もってみても、たかだか1割くらいしか本当のがんを知らないのでは？　と思われるからです。

つまり、9割の医者は、がんをあまりよく知らない、あるいは誤解しているということになります。

そして、そのことが原因で起こると思われる、次に挙げるような医者の対応が、多くのがん患者さんたちを苦しませる要因となっています。

・がん（末期）は治らないと最初からあきらめている医者
・がん患者さん（末期といわれる人たち）を診《み》たがらない医者
・がんの治療手段は3大療法（手術、放射線、抗がん剤）だけだと妄信する医者
・がん治療をマニュアルどおり行い、全くさじ加減を加えようとしない医者
・がんを1つの治療法だけで治そうとする医者
・がん治療は苦しいのが当たり前だと、患者さんに我慢を強《し》いる医者

・がんの治癒に、心のありようや食事などは関係がないと言い切る医者
・がん患者さんを、上から目線で見下《みくだ》す医者
・がん患者さんに、セカンド・オピニオンを許さない医者
・がん患者さんに、高価でいかがわしい治療法や健康食品を勧める医者
……などなど、きりがありませんが、
本当に、こんな医者がごまんと存在しています！

このような惨憺《さんたん》たる状況でありながらも、やはり、ほとんどのがん患者さんは、今日も医者に命を託さざるを得ないのが現状です。
でも、これらはすべて誤解から生じているのです。

私が臨床医をやめた理由

ところで、申し遅れましたが、私は「eークリニック」の医師、岡本裕《ゆたか》と申します。
1957年に、大阪市で生まれ、ごく普通の地方公務員の子として、ごく普通に育ちま

した。

どうしても医者になりたいという強い意志はなかったのですが、他人に左右されずに、自分の裁量で仕事をしたいという気持ちと、インターナショナルな舞台で通用する仕事をしてみたいという気持ちが強かったのは事実です。

国家や会社などという曖昧《あいまい》な枠組みに左右されないで、自分の信念のまま自由に発想し、行動できる仕事環境を望んでいました。

しかし、いざ医者になり、大きな希望を胸に医療現場に臨んだ私は、大きな違和感を覚えました。がんをはじめとする慢性疾患のほとんどが治らないという現実と、治らない現実をよしとする現場の現状に心が怯《ひる》んだのかもしれません。

しかも、自分の裁量で、自由に治療方針を決定できるという期待もほとんど幻想に近いものだという事実にも直面しました。

卒後3年目。脳外科医として、大学病院で悪性脳腫瘍（がん）の患者さんたちを診るうちに、「3大療法」（手術、放射線、抗がん剤）だけの標準（マニュアル）治療では不十分だと思うようになり、患者さんの承諾を得た上で、リンパ球を用いた「活性化リンパ球療法（免疫細胞療法）＝ＬＡＫ療法」[*2]という治療法を併用してみたり、食事療法を加えてみたりと、自分なりに治癒率向上への試行錯誤を始めました。

その中で、何が功を奏したかは詳《つまび》らかではありませんが、7例中2例、進行した悪性脳腫瘍の患者さんを治癒へと導くことができ、治療へ向けて、すこしばかりの光明が見えたような気がしました。

ただ、すべてがうまくいったわけではありませんので、手放しでは喜べません。うまくいった事例と、そうでない事例とでは、いったい何が異なるのか、また、うまくいくメカニズムはなんなのか、そして、そのメカニズムの細胞レベル、分子レベルでの説明は……。そんな疑問を解決しなければ、がん治癒への普遍的な治療法にはなりえないと考え、大学院の門を叩きました。

以後4年間、遺伝子レベルでの発がんメカニズムの研究に明け暮れることになりました。

当時（1986〜1990年頃）は、遺伝子工学や分子生物学が脚光を浴びはじめた頃で、発がんのメカニズムが分子レベル、遺伝子レベルで、詳細に、次々と解き明かされるようになりはじめた時期でもありました。

したがって、病態（病状）としてのがんのメカニズムも完全に解明され、治癒への具体的な手法が見つかるのも時間の問題ではないかと、大いに期待が持たれていた時期だったと思います。

しかしながら、確かに解き明かされた知見（見解）のほとんどはすばらしいものでしたが、それはあくまでも試験管内（培養細胞のレベル）の話であって、生体内で起こっている実際の現象とはまったく異なるものでした。

つまり、私が手を染めていた分子生物学的手法では、少なくとも当分の間、がん治癒に直接結びつく画期的な結果は得られないと思われましたし、ひょっとすると、手法そのものを根本的に変えない限り、永遠に治癒へは到達できないのでは、とさえ思いはじめるようになっていきました。

１９９１年、しかたなく、臨床に再び立ち戻った私は、やはり居場所がない臨床医でした。そして当然の帰結なのでしょうが、治癒への確信が得られないまま医師を続ける欺瞞《ぎまん》に耐えられなくなり、１９９３年、臨床を離れる決意をしました。

患者さんが本当に知りたい情報の提供を

「ｅ―クリニック」の創設は、今から15年前の１９９５年、阪神淡路大震災がきっかけで創った「21世紀の医療・医学を考える会」にさかのぼります。

私自身も被災しましたが、私は震災3日目から、震災の中心地である西宮《にしのみや》中央体育館で医療ボランティアに参加し、幸か不幸か、国家という組織の脆弱《ぜいじゃく》さを目《ま》の当たりにすることになりました。

あの震災は、多くの禍根を残しました。

なぜなら、自衛隊などの救援隊の初動がもう少し早く、そしてヘリコプターを駆使した搬送システムが迅速に機能していれば（正確に言えば、初動は早かったのですが、政府の許可が大幅に遅れたようです）、かなりの数の命は救われたはずだからです。

ただ、この震災を通して自分自身の心の中に芽生えたことは、ただただ医療の矛盾を批判するばかりではなく、また行政ばかりを頼みにするのでもなく、自らもその矛盾を正していく姿勢を強く持たなければいけないということでした。

さっそく仲間を募り、「21世紀の医療・医学を考える会」を立ち上げました。

発足当時は、5人の医師が集まり、酒を飲みながら、よくわけもわからずに体制を批判するだけの会でした。

それでも徐々に人が集まり、次第に人数だけは増えていき、5年後の2000年には、

21人の医師を含む、総勢100人あまりの会に膨れ上がっていました。そして、勉強会や講演会の開催、健康情報の発信など、各地でさまざまな活動を試みることになり、事実上のスタートとなりました。

思いのほか、数多くの方々が、健康・病気について不安を感じていたり、医師や医院（クリニック）、病院に対して、不信感をいだいているという現実を目の当たりにし、愕然《がくぜん》となるとともに、なんとかすこしでも是正できないものかと使命感を喚起されました。

やがて、この根深い問題に対して、私たちなりになんらかの具体策を講じなければと思うに至り、1つの提案として、そういった多くの悩み・不安・不信を軽減できる機関として、2001年に「21世紀の医療・医学を考える会」の延長として、「e―クリニック」（2003年1月、NPOに。詳しくは219ページ）を開設しました。

ちなみにこのクリニックは、診療所を持たず、パソコン上で医師とがん患者さんが直接やりとりする「サイバークリニック」です。

開設からの9年間に口コミで広がり、現在、登録されている患者さんは延べ2800人。患者さんたちから届くメールは月に100通を超え、掲示板には累計3500件以上の質問などが寄せられています。

スタッフ医師は私のほかに、自ら末期がんを克服した医師を含む7人で（他に8人のスタッフがいます）、メールでの対応や面談、さまざまな角度からの情報発信を中心に、がん治癒セミナー、患者会へのサポート、メールによる医療相談、面接による医療相談などなど、「がん治療における患者主体の医療とは？」を常に念頭におきながら、精力的に活動しています。

また「e－クリニック」では、がんをはじめとする生活習慣病に対し、身体にやさしく、危害を加えない治療法を優先させるべきだと考え、治療法も西洋医学、東洋医学、補完代替療法《ほかんだいたいりょうほう》（194ページ参照）などの枠にこだわることなくアドバイスしています。

病気の根本原因の是正をはかり、本来人間に備わっている自己治癒力を呼びさまし、増進することにより、完全治癒を目指すのが、本来の医療の姿だと考えます。

「もし自分自身、あるいは自分の大切な身内が患者であれば、どんな選択がベストであろうか」という前提のもとに、本音の治療方針を選択し、みなさんに提案しています。

そして私たちは、国の内外を問わず、できるだけ数多くのサバイバーのみなさんたちと会い、アンケートやインタビューをお願いし、「がんが治る人」と「がんが治らない人」はどこに違いがあるのか？　何ががん完治の鍵なのか？　など、がん完治の必須条件を明らかにしたいと、日々模索しています。

私たち医者が、そしてがん患者さん以外の人たちも、がん患者さんやサバイバーのみなさんの声に、もっと真摯《しんし》に耳を傾け、がんをよく理解することが不可欠です。そして、その情報から導き出された真実を、1人でも多くの人たちに伝え、いずれは予防につなげていく必要があると私たちは考えています。

2人に1人ががんになる昨今、誰にとってもがんは決して他人事ではありません。医者をはじめ、がんに関心のあるすべての人たちが、時には素直に、がん患者さんやサバイバーのみなさんから学んでみるのも「あり」なのではないでしょうか。

＊1　グラフは2000〜2004年に集計したデータ（既発表）に、2008年までの人数を累積したもの。101人のサバイバーは男女ほぼ半々。がんが発生した部位（場所）、年齢は多岐にわたっています（「eークリニック」まとめ）。

＊2　活性化リンパ球療法（免疫細胞療法）＝LAK療法（Lymphokine Activated Killer cells）……患者さんのリンパ球（白血球の1つ）を体外に取り出し、「IL2」という活性化物質（リンフォカイン）で刺激し、LAK細胞という、がん細胞を攻撃する能力を強めた細胞に作り替え、再度、患者さんの体内に戻し、がん細胞をやっつけるという治療法（現在、行われている「免疫細胞療法」と同じ原理）。ちなみに私が行った「LAK療法」とは、その頃よく行われていた、点滴を用いて全身に注入するという方法ではなく、直接脳内（髄腔内）に注入する方法でした。

第1章

万一「がん」と言われたら

1　もしもあなたが「がん」と告げられたら？

他人事ではない「がん告知」

誰もそんなことは考えたくもないに違いありませんが、２人に１人ががんになる今日この頃、現に今は数百万人もの人たちががんになっている時代なのですから、「がん告知」は、まったくの絵空事ではないと思います。

またがんは、ほとんど予告なしに、突然やってきます。そうすると、自身はもちろん、家族もまわりの人たちも、突如として環境が一変してしまいます。

冷静に対処しなくては……と、頭ではわかっているのですが、がんの告知を受けると、たいていの人はパニックに陥ります。

仕事はどうしたらいいのか？　会社は？　家事は？　子育ては？　結婚は？　出産は？　お金は？　夢は？　と、今までさして意識することもなく、なにげなく刻まれていた時間が急に止まってしまいます。

ごく当たり前に流れていた、生活のリズムが狂うことになってしまうのです。
それほど意識することもなかった、さまざまな人たちとの関わりも微妙に変化すること
にもなります。
つまり、今までの人生がいきなり中断を余儀なくされ、取り巻くすべての環境が一変し
てしまうということなのです。

あわてない

がんの告知を受けて落ち込むのは当然のことです。

誰もが例外なく落ち込んでしまうものです。誰しも「なんで自分が？」という気持ちにもなり、わがままにもなりたくなるのですが、もちろんわがままは「OK《オーケー》」です。気持ちを抑えるほうがかえって「NG《エヌジー》」、よくないのです。しかし、決してあわてないことです。

大丈夫！　そんなにすぐにがんが進行することはありません。転移したらどうしようと思うのも杞憂《きゆう》です。

主治医はおうおうにして、すぐに手術を、すぐに放射線治療を、すぐに抗がん剤治療を

しないと、手遅れになってしまうから、とせきたてるかもしれませんが……。

特に健康診断などで見つかった場合や、症状がほとんどない場合には、少なくとも1～2ヵ月くらいは大丈夫ですから、じっくりと戦略を練っても遅くはありません。それで手遅れになることはまずありませんので、すこし冷静になってみましょう。

なぜなら、がんは一朝一夕にできたものではありません。

おそらく数年、あるいは十数年かけてできてきたものですから、今から1～2ヵ月で急激に大きくなることはないのです。

まずはこの本をじっくりと読んで、おおまかな知識と知恵を備え、チームを作り、情報を集め、サバイバーたちともコンタクトを取り、やおら方策をめぐらすくらいの時間の余裕はあるはずです。

医者のペースに巻き込まれない

あなたを「がん」と診断した医者は、たいていは段取りよく入院の予約を入れたり、手術や抗がん剤治療などの予定を入れたりしてくれます。

それはそれで善意に取ればありがたいことなのですが、あまり医者のペースに巻き込まれないことが大切です。

ここは、少し勇気を振り絞って（家族が同席していたとしても）、「じっくりと考えてみます」と、ひとまず即答は避けておいたほうが賢明です。

なぜなら、医者のペースに巻き込まれてしまいますと、3大療法だけで治療が進められてしまう公算が極めて高いからです。

もちろん、3大療法は必要なものではありますが、あくまでも身体を立て直すまでの「時間稼ぎ」ととらえたほうが賢明です。3大療法だけでがんを完全に治癒（完治）へと導くには、現実的には無理があります。しかも副作用（毒性）も甚大なのです。

仮に、主治医があなたの完治（10年後も20年後も元気で生きていることを指します）を100％約束してあげると言うのなら、主治医のペースに巻き込まれてもいいかもしれません。しかしそうでないならば、やはりいったんは即答を避け、保留にしておいたほうが得策です。

一方、根本的にがんを治癒に導くのは、自分自身の「自己治癒力」（生体エネルギー、気、復元力、免疫力……）なのです。したがって、3大療法を受ける時には、「自己治癒力」

を高める治療法（24時間のリズム、心の安定、栄養確保、血のめぐり・自律神経のリズム・気の流れの是正、呼吸、運動、睡眠……などなど）＝「セルフ治療」（第4章参照）を、必ず並行して行う必要があります。

くれぐれも医者（他人）まかせ、3大療法まかせで、がんに立ち向かうことは避けなければいけません。また同様に、自分1人だけで、がんに立ち向かうことも避けましょう。家族や友人、そして、信頼できるマイドクター（67ページ参照）や、気の合うサバイバーなどとチームを作りながら、みんなでタッグを組んで立ち向かうのが、がん治療の王道なのです。

余命告知は気にしない

医者が不用意に放つ否定的な言葉に対して、あまり一喜一憂する必要はありません。たとえ、さじを投げられたとしても、もちろんさほど悲観することはありません。

たとえば余命告知の場合を例にとってみても、多くの医者はマニュアルどおりに告げているだけなのですが、そのマニュアル自体が、結構いい加減なものなのです。

なぜいい加減かと言いますと、医者が根拠にしているデータは、あくまでも3大療法だけを受けた人たちのデータなのです。しかも、そのデータはあなたのではなく、他人のデータです。つまり、医者の言うがまま、医者のペースに巻き込まれてしまったであろう人たちのデータなのです。

現に、私たちのまわりにいる多くのサバイバーは、医者からさじを投げられつつも、自助努力で生還を果たした人たちです。ですから当然、サバイバーたちは、マニュアルのデータには載ることのない、データ漏れの人たちなのです。

サバイバーのほとんどは3大治療だけでなく、自助努力もしっかりと行い、場合によっては「中医治療」（197ページ参照）を受けたり、サバイバーの人からカウンセリングを受けたり、気功《きこう》やヨガを行ったり、いろいろなことを実践しながら、サバイバルを果たした人たちです。

「医者ごときに、己の寿命を決められてたまるもんか！」くらいでちょうどいいと思います。そう思った患者さんは、並《な》べて予想を大きくはずれ、今も元気で長生きをされているのが現状ですし、サバイバーの方たちのほとんどが、かつてそう思った患者さんだったのです。

がんを怖がらない

とにかく、いたずらにがんを怖がることはありません。

なぜなら、再発したり、医者から末期と言われても、元気なサバイバーがたくさんいるからです。

がんは本来、医者や民間治療で治してもらうものではなく、医者や民間治療を活用しながら自分自身で治すものです。

また、がんは治りうるものであり、自分で治すべきものだと気付くことが、がんを治す唯一の方法なのです。他に依存することをやめ、自分で治そうと決めた瞬間が、がん完治のスイッチが入る瞬間なのです。

がんは、今までの生き方のズレが大きな原因であり正体です。したがって、その正体がよくわかるのは自分自身であり、治せるのも自分自身です。他人には、あなたのがんは治すことはできません。

あなたのがんを治せるのは、あなた自身をおいて他にはいません。どんなに優れた医師であっても、どんなにすばらしい治療法であったとしても、あなたの手助けの1つに過ぎないのです。

　1人でも多くの方が、がんの本質に気付き、自分でがんを治す決心をし、医者や治療法に依存することなく、がんに楽勝されることを望んでやみません。

2　がんでは死なないことを知る

がん細胞は死にやすい

ではここで、がんについて、現在わかっていることをお話ししていきましょう。

まずは、がん細胞について。

がん細胞は、まるでエイリアンのように、どんな悪条件にもかかわらず、どんどん際限なく増殖していって、正常な細胞を食いつぶし、やがては患者さんを死に追いやるといった、そんなイメージを持たれている方が多いかもしれませんが、実はまったくそうではありません。

がんは、むしろ内弁慶な細胞です。体外に出してやると、とたんに死んでしまう、意外に生命力の弱い生き物です。実験室で培養してみるとよくわかるのですが、とても育てにくい、死にやすい、デリケートな細胞なのです。

放っておいてもどんどん増えていくというイメージとは程遠いものです。温度調節や栄養補給などなど、手取り足取り、けっこうまめに面倒を見てあげないとすぐに死んでしまう、そんなひ弱な細胞なのです。

たとえば、がん患者のAさんのがん細胞を、健常人であるBさんに移植したとしたら、どうなるでしょうか？

本当にたとえばですが、仮にそんなことがあったとしても、基本的にはBさんはがんにはなりません。Bさんの体内に入ったとたん、移植されたがん細胞はBさんの免疫力で簡単に撃退されてしまいます。

では、なぜAさんの体内にいる場合に限り、がん細胞は際限なく増殖していくのでしょうか？

それがたいへん不思議なところなのですが、それはAさんの身体が、がん細胞が成育し、増殖しやすい環境に変化したからなのだと考えられています。

イメージとしてはつまり、がん細胞が強くなったのではなく、まわりの環境が脆弱《ぜいじゃく》になってしまい、結果として、がん細胞が生き延びられるようになってしまった、という感じです。

具体的には、酸素不足、栄養不足、低体温、結合組織の弱体化、炎症などが、がん細胞の増殖に味方するのです。

生物は、常に変化（進化）しています。

それが神の意図かどうかはわかりませんが、進化するにつれ、生体のコントロールシステムはだんだんと精巧、かつ複雑になってきています。そうすると当然、「システムエラー」（正常ではない状態）も起こりやすくなります。ただし、このシステムエラーこそが、実は進化（変化）の原動力にもなっているのです。

つまり一種のギャンブル（賭け）なのです。システムエラーのほとんどは失敗に終わります。細胞（生体）が死滅してそれで終わりです。しかし、ごくまれにシステムエラーが、より優れた（順応性のある）新しいシステムを作りだすことがあるかもしれません。

それを進化（変化）と人は呼んでいるのですが、そういったシステムエラーの繰り返しのおかげで、生物はアメーバなどの単細胞生物から、今やヒト（生体）にまで進化してきたと言えます。そんな進化の過程で引き起こされるあだ花が、言ってみれば「がん」というものなのかもしれません。

つまり「がん」は、「進化のペナルティ」ということなのです。

話が大きく逸《そ》れてしまいましたが、要するに、がんはさほど強靭《きょうじん》な細胞ではなく、システムエラーの結果生じた、むしろ脆弱な細胞だということです。

ただ、がんが際限なく増殖していくように見えるのは、考え方をはじめ、今までの生活習慣のゆがみが改善されず、あるいは免疫力を低下させる対症治療（3大療法）のみに依存してしまうから、結果として自己治癒力が損なわれ、がん細胞のさらなる増殖を許す結果となっているにすぎないと、私たち「e―クリニック」の医師たちは考えています。

現に、サバイバーのほとんどが、今までの考え方や生活習慣を改めた人であることは、そのこととみごとに符合します。

がんは、私たちに発せられた、一種のイエローカードと言えるかもしれません。

「今までの考え方や、生活習慣を改めよ！」、言い換えれば、「今までの生き方を変えろ！」という警告であり、私たちに諫言《かんげん》しているのではないでしょうか。

そもそも「がん」にはなりにくい

ところで、ヒトは60兆個もの細胞から成り立っていると言われていますが、それ自体が

とってもすごいことだとは思われませんか⁉

60兆というのは、60億の1万倍です。

ちなみに地球の人口はおよそ60億。仮に細胞1個をヒト1人に見立てれば、ヒト1人分の細胞の数は、実に地球1万個分の人口に等しいということになります。

たった1つの地球でさえ、争い事やもめ事が絶えない有様なのに、地球1万個分の人口ほどの膨大な数の細胞が集まっているにもかかわらず、この、ヒトという60兆個の総合体は、破綻することもなく、数十年から百年近くまっとうに機能しているのです。これこそ、まさに奇跡というほかはありません。

単純に考えてみても、あちこちにやんちゃな細胞が出現したとしても、まったくおかしくはない状況です。そんな環境で、少なくとも数十年も秩序を保ち続けることのできる背景には、ヒトにはがんになりにくい、人知の及ばない、とてつもない力（エネルギー）が働いていると考えるべきではないでしょうか⁉

そのとてつもない力の存在は、今や誰も疑いを挟むことはできないでしょうが、そのとてつもない力の一端を、仮に「自己治癒力」と呼ぶことにしましょう。

私たちが意識するしないにかかわらず、この自己治癒力は、確実に私たちのために働いています。そのおかげで私たちはがんにならないですむわけですし、仮にがんになったとしても、すみやかに治癒せしめることができるのです。

実際、私たちの体内には、毎日、数千個レベルのがん細胞が発生していると言われていますが、この自己治癒力のおかげで事なきを得ているということになります。

ただ一方、そんな、とてつもなくすばらしい自己治癒力なのですが、年齢とともに、そして慢性的なストレスが加われば、どんどん低下していくこともわかっています。

つまり自己治癒力というものは、本来とてつもない力なのですが、年齢とともに、そしてストレスによっても低下してしまうという事実には留意する必要があります。

したがって、ある年齢を超えれば（およそ40歳くらい）、自らの努力で自己治癒力を高めていくことも必要になってくるのです。

死ぬとはどういうことか

そもそも死ぬとはどういうことでしょうか？

死に至る直接の原因は、次の3つです。

①身体のコントロールセンターである脳が働かなくなる
……劇症発症の脳卒中（脳出血、脳梗塞《こうそく》、くも膜下《まくか》出血……）など
②身体の構成メンバーである細胞そのものが、同時に広範囲に壊れる
……外傷、広範熱傷、被爆、多臓器不全など
③組織や細胞に栄養や酸素を送る循環器、呼吸器が広範囲に機能しなくなる
……心臓病（虚血性心疾患）、肺梗塞、一酸化炭素中毒など

このいずれもが、最終的には栄養や酸素の不足により細胞が生きていけなくなってしまい、組織として、身体全体として機能しなくなって破綻してしまいます。

これが死ぬということなのです。

国を例に挙げて説明すると、わかりやすいかもしれません。

政府（脳）がしっかりしていて、国民（細胞）も健全な生活ができ、国全体の秩序が整っている状態を、国が健全な状態、すなわち「健康」と考え、何らかの原因で国が破綻してしまった状態を「死」と考えるといいかと思います。

コントロールセンターである政府（脳）がでたらめになれば、国（身体）は滅んでしまうでしょうし、国民（細胞）が極端に減少したり、健全に働いたり生活できない状態になれば、国（身体）は崩壊してしまいます。

また、交通・電気・ガスなどのライフライン（循環呼吸）が壊滅すると、国（身体）自体の機能が麻痺してしまうことになるでしょう。

つまり、身体で言いますと、激烈な脳出血・くも膜下出血などで脳が広範囲にやられてしまって、身体全体のコントロールが急激に失われてしまうか、全身打撲などで身体全体の臓器がやられてしまうか、循環の要《かなめ》である心臓が一気にやられてしまうか、肺や気道がやられて窒息してしまうか、摂取エネルギー以上に、消費エネルギーが多くて栄養破綻に陥ってしまうかが死因となるのです。

身体も、結局は栄養素と老廃物の循環、あるいは酸素と二酸化炭素の交換がうまくいかなくなって、細胞が死んでしまい、やがて身体全体が死んでしまうことになるのです。

したがって、がんによる直接死というものは、基本的にはありません。

がんが直接の原因で死ぬことはないということは、意外に知られていない事実ではないでしょうか。

人は、がんそのものでは死なない

それでは、なぜ人は、がんで死ぬのでしょうか？

よく世間では、「誰それが、がんで亡くなった」などと言いますが、がんそのもので人は死にません。

考えてみてもおわかりのように、がん細胞が正常細胞を直接攻撃するわけではありませんし、組織に直接危害を加えるわけでもありません。

がんで人が死ぬのは、がんが増殖し、急激に大量の栄養を独り占めすることによって、正常な細胞が急速に栄養不足を引き起こしてしまうからなのです。

がん細胞組織には、正常細胞組織よりも多くの血管があって、格段に多くの血液が流入しています。そのため、がん組織が一定以上の大きさになると、正常組織の栄養不足に拍車がかかり、急速に体力や気力を弱めていきます。

そして、ますますがん細胞組織だけが増殖し、正常組織が血流障害を起こし、挙げ句の果てには坂を転げ落ちるように一気に機能不全に陥り、死を迎えるのです。

これが、人ががんで死ぬ一般的なプロセスなのです。

「がんで死なない」ためには

「がんで死なない」ためには、次の2つのことをクリアすることができるか否かが鍵になります。

①がん細胞の数を増やさないこと！
②正常細胞が、十分にその機能を発揮できるように、栄養と血流、そして気の流れ（200ページを参照）を確保すること！

この2点が、最も重要なのです。

こんなケースに遭遇することがよくあります。

レントゲン写真やCT《シーティー》（コンピュータ断層撮影）で、がんの陰影がくっきり見られるけれども、何年たっても、いっこうに大きくも小さくもならない……。

陰影の大きさに変化がないので、少なくとも、がん細胞の数はそれほど増えているとは考えられないし、また体重にもあまり変化がみられないところをみると、血流障害もなく栄養も十分で、正常組織を養うに足りているると思われます。

つまり、このケースは、がんで死なない2つの条件を満たしているのです。

したがって、こういう患者さんは、確かにがん患者さんですけれど、死なないのです。

ですから、こういった患者さんに、無理に手術をしたり、抗がん剤を投与したりして、やみくもにがん細胞を退治する必要はありません。

また、がんがあちこちに転移し、一気に坂を転げ落ちてしまうのではないかと思う瞬間から、なぜか急激に、がんが自然に退縮してしまう患者さんも少なからずいます。

これら、いわゆるラッキーな患者さんには、いくつかの共通点があります。

それは、「治ると信じていること」「よく食べること」「リンパ球（白血球の一種）が多いこと」「身体をよく動かしていること」「夜はぐっすり眠れること」です。

つまりきっと、身体の環境が整い、前述の2つの条件が満たされているので、がんに打ち勝つことができたのだと思います。それは、奇跡でも何でもないのだと思います。

そしてもう1つの特徴は、「医者にいったんは、さじを投げられた患者さん」か、あるいは「医者に依存しすぎず、あくまでも自分自身で治そうとしていらっしゃる患者さん」なのです。

栄養を損ね、体力をいたずらに損ねてまで、やっきになってがん細胞を根絶する必要性はないと私は考えます。

今以上にがん細胞の数が増えなければ、別にかまいません。

がん細胞の数が増えないように、そして、正常な組織の機能がいたずらに損なわれないように、しっかりと栄養を確保して、免疫力、体力を十二分に強化しておくことが、がんで死なないためには大切なことなのです。

3　そして、すぐにやること

いい人をやめる

まずは自分を自由にしてあげることが大切です。こうしなければいけない、こうあるべきだ、という生き方は、ストレスを過剰にため込んでしまいます。

ある研究によると、他人が設けた壁よりも、自分で作った壁のほうがストレスは大きく、しかも取り除くことが困難なのだそうです。

そのことに関しては、私たち「eークリニック」の医師たちも同感です。

多くのがん患者さんは、自分で枠を作り、なかば強迫観念にかられたように、その枠の中だけで窮屈そうに生きている印象を強く受けます。私たちのデータを見ても、がん患者さんの多くは、責任感が強く、がんばりやで、とてもいい人たちなのです。

がん患者さんと話をしていても、言葉のはしばしに、「……しなくては」「……であるべき」「……ねばならない」などが多く登場してきます。

つまりこれは、「MUST《マスト》（ねばならない）」にとらわれているということにほかなりません。責任感の強い、がんばりやさんの発想がMUSTであることは容易に想像できます。

しかし、生き方をいたずらに狭めてしまうMUSTの発想は即座にやめましょう。がんになってまでいい人になる必要はありません。

現にサバイバーのほとんどがMUST（ねばならない）の考え方を「WANT《ウオント》」（したい）に変えています。

自己中《じこちゅう》（わがまま）になる

もう、まわりに気兼ねをしたり、気を遣ったりする必要はありません。堂々とわがままにしていればいいのです。

がんになったからには、それくらいの権利は十分にあるはずです。

本来ならば、医療費、交通費、税金が免除され、選挙権も1票といわず10票もらってもいいくらいだと私は思います。

なぜなら、がん予防に（がん治療にもですが）あまり予算を見込まない、ちゃんとした教育や啓蒙すら行っていない、などなど、がんになったのには、医者や、政府を含む社会にも、大いに責任があるからです。

生活習慣は、ある意味では社会が規定している部分が多いわけですから、生活習慣病は社会責任病と言ってもいいと思うのです。ですから、それくらいの社会的権利は発生するという論理なのです。

がんは自己責任だという考え方があり、がんになった責任は自分自身にあるという見方も一方にはあるようです。その考えもそれなりの理屈だと私たちも認めますが、もし個人に責任を問うのであれば、まずは社会（医師……私たちも含め）が十二分に責任を果たすことが大前提です。

他人に振り回されない

家人、友人、同僚、知人は、メッセンジャーボーイとメッセンジャーガールだと、その位置づけをはっきりさせ、割り切ることです。ゆめゆめ、他人に振り回され、惑わされることのないように気をつけてください。

義理にしばられて言いなりになったり、振り回されたりするケースを多く見ます。せっかく紹介してくれたのだから、せっかく勧めてくれるのだから、せっかく言ってくれているのだから、などなど、確かに気持ちはわかりますが、そこはきっぱりとして揺るがずに、彼らはメッセンジャーにすぎないのだということを肝に銘じておくべきです。でないと、命がいくつあっても足りなくなってしまいます。

最終判断はあくまでも、あなたがするべきですし、そのほかのこともすべてあなた自身が中心で進めるべきです。

もしも自分で判断がつかないと言うのであれば、その際はサバイバーや、西洋医学ばかりでなく、その他の治療方法にも精通した医師や医師団を見つけて相談することが一番です。ただ残念ながら、そういう医師団はどこにでもたやすく見つけられるというわけではありません。

もし私たちでよければ、ぜひ「e―クリニック」にご相談くだされば、と思います（219ページ参照）。

結論から言いますと、まわりに振り回されているがん患者さんは、決していい結果になっていないのが現実なのです。

自立する

いろいろまわりの人たちからアドバイスをもらったり、情報を入手したりするのは大いにけっこうですが、とにかく最終的な判断は自分でするという姿勢が非常に重要なポイントです。

それは、免疫力を高めるための必須条件と言っていいかもしれません。

全身の細胞に命令するのは自分自身（脳）なのですから、その司令塔（脳）がしっかりと自分自身の意思を持つことが、免疫力（復元力）を高めるのに不可欠なのではないでしょうか。人間の心と身体は、みなさんが思っているよりはるかに密接に連動しています。

このことは、受け身の姿勢のままでサバイバルを果たした人はいない（少なくとも私たちの知る限り）ことからも明らかです。

自分自身の意思がぐらついていたり、受け身になっていたりすれば、免疫力はどうしても高まらないのは事実です。

「自立」という言葉がすこし難しく聞こえるのであれば、「開き直り」と言い換えてもいいかもしれません。

少なくとも、司令塔が自分の意思を決定することができなければ、全身の60兆個もの細胞は活性化しないのではないでしょうか。

生命は、単なる原子の集合体ではありません。いくら材料（物質）だけを過不足なく寄せ集め、最先端の科学技術を駆使しても、私たちはいまだに細胞1つすら創ることはできません。

生命現象の中で、医学や科学が解明したのはほんの一部にすぎず、その多くはいまだに人知を超えたところで働いています。

命が生まれ、病気を超えて維持されるためには、単なる物質の組み合わせだけではなく、そこに何か物質を統合するものが不可欠なのだと思います。

それが何か、私たちはまだ明確にはわかっていませんが、仮に自己治癒力（生体エネルギー、気など）と呼んでおきましょう。

そのエネルギーを強め、うまく駆動させるためには、自分自身の意思を明確にすることがどうしても必要なのではないでしょうか。

私たちの命は、物質を超える、とてつもないエネルギーによって維持されているということ、またそのエネルギーは、私たちの意思によって強くも弱くもなるのだと仮定すれば、がんを生き延びる人とそうでない人がいるというその違いが、いちばんよく説明できるのではないかと思うのです。

環境を変える

がんは、長い年月（数年～十数年と言われています）の生き方の結果としてできたものです。だからと言ってあなたに責任を取れということではありません。

しかし、その事実は認める必要があります。

あなたの防御システムが、結果として不十分であるという現実は、真摯《しんし》に受け止めるべきだということなのです。

その不十分な防御システムがゆえにがんになってしまったのですから、防御システムを、このままにしておいては絶対にいけない、ということは容易に理解できると思います。

したがって、早急に、そして抜本的に防御環境を変えなくてはいけません！

たばこ？　アルコールのとりすぎ？　仕事のストレス？　食事の乱れ？　運動不足？　生活習慣の乱れ？　人間関係の悩み？　金銭トラブル？　がんばりすぎ？　気の遣いす

ぎ？　冷え？　慢性肩こり？　肥満？　糖尿病？　考え方？

原因は人によって違います。少なくとも自分自身が納得できるまで、即座に環境を変えることが急務です。

もちろんすぐには解決できない問題もあると思います。だからと言って放置していてはいつまでも解決しません。すぐには解決できないにしても、工夫次第で、負担をそれなりに軽減させることは十分可能だと思います。

脅すわけではありませんが、自分を変えることができなければ、がんが治ることはないでしょうし、たとえ一時治ったかに見えても、早晩、再発したり、転移したり、あるいは違う部位にがんが発生（多重がん……最近とみに増えています！）したりすることになるでしょう。

最初の3大療法のあと、ほとんど自分を変えていない人たちに、再発や転移が多いのも事実です。

特に、前と同じような仕事の仕方をしたり、病気で中断した遅れを挽回しようと、以前にも増していっそうがんばりすぎ、再発・転移を引き起してしまうケースがいかに多いことかと、つくづく人の業《ごう》の深さを思い知らされます。

生活パターン、考え方をガラッと変えて、がんが棲《す》みにくい環境にしてしまうことが、治癒には不可欠なのかもしれません。

マイチームを作る

がん治療は個人戦ではなく団体戦です。つまり1人で黙々と戦うものではないのです。まずは、親身になってくれるスタッフを集めましょう。

失礼ですが、仮にみなさんにそれほど人徳がなくても大丈夫。がんだと宣言するだけで、意外に家人、友人、知人たちは親身に動いてくれるものです。

そもそも、がん患者さんが1人きりで主治医と向かい合うのは、あまりにも無謀な話です。まるで軽装単独で冬山に挑むようなもの。ほぼ間違いなく遭難するに決まっています。つまり、何もわからないまま、あれよあれよという間に、医者のペースに巻き込まれてしまい、納得のいかない治療を受けさせられるのが関の山です。

それでなくても不安な気持ちでいっぱいなのに、雑用から情報収集から何から何まで、まったく1人でこなそうというのは、あまりにも酷な話だと思います。

まずはぜひ、早急にチームを作ってください。そして、雑用をチームに、どんどん振っていってください。

さらにもう1つ、非常に大切なことなのですが、そのマイチームにはぜひ、マイドクター（67ページ参照）やサバイバーを加えて欲しいのです。そうすれば、より治癒率は高まるはずです。

4　医者との対応で気をつけること

「インフォームド・コンセント」で注意すること

「インフォームド・コンセント」とは、簡単にいえば、「患者さんが、医師から病気などの説明を受けて、治療方針などに合意する」という意味です。

とにかく「インフォームド・コンセント」で大事なことは、会話を録音しておく（理想は録画なんですが……）こととと、主治医が書いたメモはもらっておくことです。

それらは、次にお話しする「セカンド・オピニオン」を求める時にも、「マイドクター」と相談する時にも、非常に役立ちます。

なかには、録音禁止！　などと、とんでもないことを言う主治医がいるかもしれませんが、その場合は、きっととんでもない治療しか期待できないでしょうから、早々に退散したほうが、長い目でみれば得策かと思います。

そして最も大事なことは、医者からは説明を聞くだけでなく、「あんただったらどうする?」「それはなぜ?」と、必ず聞いておくことです。

主治医の目を見ながら、本音を聞きだすことです。そして、その根拠までもしっかりと聞いておきましょう。もちろん録音しながらです!

ところで、誤解を承知であえて言うなら、私は「インフォームド・コンセント」は要《い》らないと考えています。

なぜなら「インフォームド・コンセント」が幅を利かしている間は、いい医療は期待できないと考えるからです。それは、今の医療システムが、「医者」と「患者」が敵対する構造にあり、お互いに信頼関係が築きにくい関係だからです

現在行われている「インフォームド・コンセント」は、患者さんのためではなく、もっぱら医者のためのものです。要するに、治療方針についてあとでごちゃごちゃ文句を言われないよう、裁判沙汰にならないよう、そのための防衛線をしっかりと引いておこうという医者側(病院側)の思惑から始まったものです。

ひと言で言えば、「医者の言い訳」です。

そもそも、1時間や2時間ほどの短い時間で、きちんと説明すること自体が不可能ですし、いきなり難しい用語で説明される患者さんも、きちんと理解するには無理があると思

います。したがって患者さんが、ほとんど理解していないというのが現状です。このような「インフォームド・コンセント」ならば、意味がないと言えるのではないでしょうか。

本来ならば、病状を説明した後、「私であれば、こうこういう理由で、こういう選択をするでしょう」と、まず自分の考えを伝え、さらに、「よくわからないかもしれませんけれど、治療はこんな感じで、リスクもこれくらいはあります」と説明し、「心配や不安があったら、いつでも何度でも、わかるまで聞いてください。もちろん私に遠慮せず、他の医者にもどんどん聞いてみてください」と、説明した内容の資料や録画テープを、医者のほうから渡してあげるのが、信頼を得る第1歩なのではないかと思います。

「セカンド・オピニオン」の選び方

「セカンド・オピニオン」は、診断や治療法について、別の医者に意見を求めることです。

この「セカンド・オピニオン」を求める場合、いくつかのポイントがあります。

まずは、主治医と違う（と思われる）立場の医者に聞くことです。

たとえば主治医が外科医なら、内科医、放射線治療医に聞いてみるといいでしょう。

主治医が外科医なら、他に有効な手段があったとしても（それを知っているか知らないかは別にして）、おうおうにして手術だけを勧める傾向にあるからです。

あるいは主治医と違う系列の医者（出身大学や研修病院が同じであれば顔見知りだったりします）に聞くことです。最近は、インターネットなどで医者のプロフィールなどが公開されていますので、参考になるかと思います。

また、可能であれば、3大療法以外にも詳しい医者にも聞いてみるべきです。なぜなら、3大療法が選択肢のすべてではないからです。私たちの経験では、多くの例で中医治療（197ページ参照）を併用したほうがいい成績を示しています。

ただしこの場合、西洋医学を頭から否定する医者もいますので、その場合には注意が必要です。西洋医学的手法、つまり3大療法は副作用もありますが、時間稼ぎ（82ページ参照）をしてくれるという点で、非常に有用な場合も多々あるからなのです。

2つ目のポイントは、最終的には自分で判断を下すことです。

もちろんその際には、次にお話しする「マイドクター」がいれば理想なのですが、親身になって考えてくれる専門家の意見を参考にしながら、遅滞なく判断する必要があります。

というのも、いつまでもセカンド・オピニオンを求め続ける方も少なからずいらっしゃるからなのです。自分に都合のいい回答をしてくれる医者が現れるまで、サード、フォース……と際限もなくドクターショッピングし、結局は治療の好機を逃してしまったという残念なケースもあるのです。

ちなみに「セカンド・オピニン」は、現在の「1人主治医制」のあだ花といえるものです。「複数主治医制」といわれるチーム医療がごく一般的になれば、他の医師に意見を聞く「セカンド・オピニオン」はほとんど必要なくなりますし、患者さんの心のゆれも激減するはずです。

がんには特効薬も特効治療もありません。したがって、がんを治癒に導くために必要なのは、医者に限らず、いろいろな専門家が協働する「チーム医療」なのです。

手術をしたほうがいいのか？　いや、放射線治療のほうが侵襲《しんしゅう》（ダメージ）は少ないんじゃないのか？　でも、血管内治療もできるのでは？　それなら、中医薬と気功を勧めてみたほうがいいのでは？　食事内容はこうしよう、メンタル面は、サバイバーに依頼しよう……、というのが本来の治療だと、私は考えます。

マイドクターを確保する

「マイドクター」をご存知ですか？

字のごとく、自分のことを親身になって考えてくれる気のおけない医者のことです。

欧米はもちろん、中国などでも一般的になりつつあるのですが、いざという時に本音で相談できる、いわゆる「かかりつけ医」の本来の姿のことを「マイドクター」と言います。

ただ、日本では作るのが難しく、実際にマイドクターを確保している人は意外に少ないようです。

けれど、しろうとのみなさんが、専門家である医者に対して1対1で立ち向かうのはどだい無理な話です。短時間で主治医と打ち解け、人間的な付き合いができるようになることは、ほぼ不可能でしょう。だとすれば、マイチームには専門家（医師）が必要だということはよくわかる道理だと思います。

「マイドクター」を見つけられない場合、少なくとも現状では、信頼できる「セカンド・オピニオン」を探し求めることが大切です。

第2章

医者はがんを誤解している

1　医者にがんは治せない

ほとんどの医者は、末期のがんが治ると思っていない

がん治療における一番の問題は、肝心の医者が、本音の部分ではがん（特に進行した末期がん）が治ると思っていないことです。そのため、何があっても治癒にこだわるという姿勢に欠けてしまうのです。

おそらくは、末期から治った人（サバイバー）を、自分の目で見たことがないからだと思います。

もしも仮に、1人でも治った患者さんを目《ま》の当たりにすれば、なぜだろうと理由を追求するはずでしょうし、そうすれば、なんとか手立てを考えようという使命感も芽生えてくるのではないでしょうか。

がんは治らないという医者の姿勢が、現実には、がんの治療成績を押し下げる大きな要因の1つになっていると思います。

どうせ治らないのなら、せめて「標準治療ガイドライン（治療マニュアル）」（以下ガイドライン）を厳密に設けておいて、うまくいかない場合に備えて、アリバイ（免責）を作ろうとしているのではないか、などと言われても、反論の余地はないように思います。

なぜならガイドラインというのは、責任回避の大義名分には格好の材料だからです。

私個人も、かつては悪性脳腫瘍の治療に携わっていましたので、そのあたりの事情はよくわかりますし、ガイドラインどおりの治療を行うことに関しては、組織の中の1個人としてはやむをえない部分もあると思いますが……。

ガイドラインどおりに治療を行いさえすれば、原則として誰からも文句は言われません。たとえ感情的に非難を浴びることはあっても、少なくとも法的には安泰です。告訴される心配も、もちろんありません。

しかし、もっと発想を変えて欲しいと思うのです。医師としての原点に立ち戻って欲しいと強く願うのです。

ごくごく初期に見つかった場合を除いては、がんを3大療法だけで完治せしめるのは不可能なのですから、そのほかの手立てを真剣に考えるべきです。

ちなみに、

①3大療法だけでは完治は不可能
②1つの治療法（治療薬）で治ることはない
③物質的（物理化学的）な手段だけで対処するのは難しい

この3点は、おそらくどんな医師も、うすうすは気付いていることだと思います。

ちなみに、がん患者さん(特にサバイバー)は、ほぼ全員、このことに気付いています。

現に、がん患者さんの実に80〜90%が、3大療法だけでなく、その他の補完代替療法《ほかんだいたいりょうほう》（194ページ参照）を治療に取り入れています。さらに、「eークリニック」のサバイバーの、ほぼ100%が、なんらかの補完代替療法を取り入れていますし、3大療法だけでは治らないと証言しています。

つまり治癒のためには、いろいろな治療法（薬剤も含めて）を組み合わせていくことが不可欠であること、そして、物理化学的な手法だけでなく、メンタル面、考え方を含め、まだ目に見えない、測定できないある種のもの（生体エネルギー、気など）の関与も考えなくてはいけないということなのです。

少なくとも医者が、「がんは治るはず」と思うことが、希望のあるがん治療の出発点なのではないでしょうか。

余命告知は気にしない！

「余命は3ヵ月です……」

こんなふうに、いきなり数字をつきつけられると、誰もが気落ちしてしまいます。

しかし、余命告知の意味は、少なくとも3大療法という限られた枠の中だけの話です。それも、その医療機関での、限定された枠の中での話です。その上、身体の環境整備をまったくしていないケースの話であり、その中でも考えられる最悪のケースの話なのです。

実際、余命告知してもらってよかったと答えたサバイバー（がん患者さん）はほとんどいらっしゃいません(発奮材料になったという意味でよかったという場合はありますが)。

余命告知のもう1つの意味合いは、安請け合いをしてしまって、あとから苦情がくることを避けたいという主治医の思惑だと思います。つまり患者さんのためではなくて、医者自身が身を守るために余命告知を行う場合もありうるということなのです。

希望のない余命告知は、患者さんを絶望の淵に陥れ、いたずらに免疫力を低下させるだけで、百害あって一利なしです。

そんな場合には、この余命というのは3大療法に限った場合の話であることを明示し、しかも起こりうる最悪のケースであることを話し、その上で、3大療法以外に考えられる治療法をありったけ提示してあげて、それらを試してみるならば、まったく話は別であると述べ、実際にサバイバルを果たしている方がいるという例をあげること……。

これくらいの配慮は医者としてだけでなく、人としても不可欠だと思います。

私個人は、おおよそ余命告知など、そんな曖昧なことを、神でもない私たち人間（たとえ医学に詳しい医師であっても）が口にすべきではないと考えています。

ちなみに私たちの知るかぎりでは、実際に余命告知よりも短かったケースは皆無です。

往々にして、医者は多少短めに言うといわれていますが、余命3ヵ月と宣告されながら、5年以上、あるいは10年以上、完治、あるいはがんと共存しながら元気に暮らしている方は、ごまんといらっしゃるのが現実です。

「治療法はもうありません」の誤解

これも医師が言ってはいけない言葉の1つです。なぜならば、1つにはまったくの誤解だからです。

主治医が言う「治療法はもうありません」の意味は、何度も言うように、「3大療法の範囲内（あるいは保険適用内）では治療法がない」というのが正しいと思います。でないと多くの方が誤解してしまいます。実際には「中医」をはじめ、世界中を探せばまだまだ手段はあるはずだからです。

ですから「治療法はもうありません」というのは、プロの医者としては、決して言ってはいけない言葉だと思います。

本来ならば、3大療法以外の、可能性のある治療法を提示（紹介）すべきだと思います。けれど、それが難しいのであれば、サバイバーの例を提示してあげてもいいのではないでしょうか。なぜなら現に、3大療法以外の治療法も駆使しながら治癒したサバイバーがたくさんいらっしゃるのですから！

ガイドラインに則《のっと》った治療のみを行い、患者さんの気持ちを考えずに、その範囲でしか物が言えない医者であるならば、それはプロの医者ではなく、単なる治療方法を伝える機械にすぎません。少なくとも医者として、私自身はそう思います。

とにかく、今の西洋医学では、手術か放射線か抗がん剤かと、たった3種類の選択肢（メニュー）しかないのですから、早晩うつ手がなくなるのは当然です。がんはそんな子どもだましが通じるほど甘いものではありません。

一方、私たち医者も、頭ごなしに補完代替療法を否定するのではなく、このような事実を真摯《しんし》に受け止め、補完代替療法についての知見を積極的に検証する姿勢が必要です。

ですから、「治療法はもうありません」というような言葉は、あまりにも無責任で、プロの言葉としてとうてい容認できるものではありません。

したがって、患者さん側としては、まともに受け取る必要はまったくないということになります。むしろ、そのような発言をする主治医はこちらから見限ったほうが賢明かもしれません。

なぜなら、サバイバーの多くが、かつて無責任な治療放棄宣言を受け、それでも現実にはみごとにサバイバルを果たしているわけですから。

彼ら曰《いわ》く、「医者がさじを投げたら投げ返せ！」なのです。

がん は治るものである

誰だって、いきなりがんの告知を受けると落ち込むでしょうし、思いきり不安になるはずです。よほどの医者でも、人生を達観した高僧でも、一時は戸惑い、少なからずうつ常態になってしまうものです。

しかし、患者さんご自身が治ろうという強い意志を持ち、ありとあらゆる努力をする用意があるのなら、がんはかなりの確率で完治しうるものです。それは、サバイバーたちが証明しています。

かつては私も、他の病気ならいざ知らず、特にがんに対しては、心のどこかで諦めに似た気持ちがありました。もちろんすべてのがんに対してではないのですが、ある程度進行したがんに対しては、どこか否定的な気持ちを持っていたと思います。

これまでに、数多くの患者さんを診てきました。手術も放射線治療も抗がん剤治療も行ってきました。

いわゆる西洋医学の3種の神器《じんぎ》（手術、放射線、抗がん剤）以外の治療法も、これはと思うものは試してきました。

がんを専門とする数多くの医者たちともディスカッションを重ねてきました。可能なかぎり文献を検索し、精力的に目を通してきたつもりです。実際にさまざまな治療現場にも赴《おもむ》きました。多くのがん患者さんにも面会させていただきました。

また、がんを克服された数多くのがん患者さん（サバイバー）からも貴重な体験談、率直な意見を聞かせていただきました。

そこで到達した結論としては、「やはりがんは治りうるものなのだ」ということなのです。がんは決して不治の病ではありません。今のところ特効薬や特効治療はないかもしれません。しかし、その人に合った、治りうる手立ては必ずあるはずです。実際、私のまわりでは、多くのがん患者さんが治る手立てを見出し、元気に生活をしていらっしゃるのですから。

元に戻ってはいけない

ここで、医者と患者さんの両方が、誤解していることの1つを、具体的にお話ししましょう。

最初の治療が終わって一段落、とりあえずは、晴れて退院の運びとなった時。

退院に際して、患者さんは主治医に聞きます。

「自宅に戻って何か注意することはありますか……？」

「大丈夫ですよ。手術でがんは取りきれましたし、今のところ、がんはなくなりましたから。また元の生活に戻っていいですよ！」

「食事もふつうでいいんですか？」

「かまいませんよ、肉や乳製品もどんどん食べて体力をつけてくださいね」

「仕事に復帰してもいいですか？」

「もちろんかまいませんよ、治ったのですから、元の生活に戻ってかまいませんよ」

真《ま》に受けた患者さんはもちろん大喜びです！　そして少し有頂天になり、油断してしまうかもしれません。

しかし、おそらく高い確率で3年以内に再発、あるいは転移に見舞われ、再入院することになります。

もうみなさんおわかりだと思いますが、決して元に戻ってはいけないのです。そして最も大きな問題は、肝心の主治医でさえ、ここを勘違いしている場合が非常に多いことです。3大治療がひとまず完了したから、患者さんは治った、したがって生活習慣や仕事も元のままでいいというのは大きな勘違いなのです。

「とんでもありません、それでは元の木阿弥《もくあみ》です。まずは元の考え方や生活習慣を変えるべきですよ！」

と、アドバイスするのが、まっとうな医者の姿だと思います。

がんは全身の病気である

「まえがき」でお話ししたように、胃がんは、胃の病気ではありません。繰り返しますが、がんは単なる臓器だけの病気ではなく、全身の病気です。結果として、胃という臓器に発生しただけなのです。

がんを1本の木にたとえてみると、よくわかります。

がんは、均質な組織ではなく、強い細胞や弱い細胞など、いろいろな細胞が1つになって存在しています。

比較的弱い細胞は、3大療法で攻撃することができますが、がん全体（塊）の親分みたいな存在の「がん幹細胞」は、なかなかやられません。

よく、手術ですべて取りきれたのに再発してきたとか、いったんは抗がん剤で小さくなったけれど、また大きくなってきた……などという話を聞きますが、それは、目に見えない「がん幹細胞」が生き残っているからです。

攻撃されて消えたのは弱い子分の細胞たちだけで、しぶとい親分、すなわち「がん幹細胞」は、見えないところでのうのうと生き延びているからなのです。

そしてこの細胞は、攻撃されればされるほど強くなり、新たな子分を生んでまた攻撃される……。このような、いたちごっこを繰り返すことになるのです。

2 「3大療法」を上手に利用する

時間稼ぎの効用

現在、がんの医療現場で当たり前に行われている3大療法は、副作用（毒性、後遺症）が非常に気になる手法ではありますが、用い方によってはすばらしい力を発揮しますので、かたくなに否定するのは得策ではないと思います。

根本的には、もちろん環境整備（後述する「セルフ治療」）が不可欠なのですが、時間稼ぎが必要なケースも多々あるのは確かです。

3大療法のメリット（意義）は即効性です！

ですから、時間稼ぎに役に立つのです。

3大療法は、いうなれば、「毒を以《もっ》て毒を制する」治療法ですから、扱う医者には相当な知識と技術、高い見識が必要だということは、いくら強調してもしすぎることはないと思います。

したがって、マニュアルどおりに施術するということだけではとうてい器量不足だということを、私たち医者も自覚しなくてはいけません。

さじ加減、つまり患者さんの病勢、生き方に応じて侵襲度（体へのダメージ）を考慮しながら、手術の範囲、放射線の線量、抗がん剤の投与量などを加減していく、いわゆるオーダーメイドな治療でなければ、３大治療の意味は、ほとんどないということなのですましてや片手間の、マニュアルを見ながらの杓子定規《しゃくしじょうぎ》な３大療法など、言語道断と言わざるを得ません。

①手術

手術の意味は、時間稼ぎ、緩和処置（痛みをとるなど）、機能障害（通過障害など）の解消などが主なものですが、いずれにしても、明確な意味（目的）を持って手術に臨むべきです。

手術は言い換えれば大けが（大ダメージ）なのですから、けっこう体力を消耗し、自己治癒力を損ねてしまいます。

現在、手術ががん治療の主流になっているのですが、できるだけダメージが少ないに越したことはありません。

したがって、大切なポイントは、手術の目的と切除範囲を主治医にしっかりと聞くことです。

そして、メリットとデメリットをはっきりさせる——手術以外に手段があるのか？

主治医の言いなりのまま手術を受け、意外に後遺症が大きく、こんなはずじゃなかったと後悔する患者さんがあまりにも多いのは事実です。

また、万一、手術に根治性（完全に治る）がない場合には、原則として、深追いはしない（拡大手術は避ける）方針がいいと思います。

私自身も元脳外科医ですから、手術の醍醐《だいごみ》味はよくわかっていますし、できればダイナミックな手術をしたいという外科医の気持ちもよく理解できます。しかし、自分のためではなく、患者さんのための手術であるという原点を、常に忘れないことが私たち外科医の責務だと思います。


ここで質問です。

手術が成功したら、がんは治るのでしょうか？

もちろん、答えは「ノー」です。

現に、手術が成功しても約半数の方は再発・転移で結局は亡くなっています。手術は時間稼ぎなのですから、遅くとも手術直後には、ただちに環境整備をスタートさせなくてはいけないのです。

本来は、診断がついた時点から、環境整備はスタートするべきなのですが、誰もそんなことを言わないのが現代医療の盲点なのです。

せっかくリスクをおかして手術を受けているのですから、並行して環境を変えなくてはもったいないと思います。

多くの医師は、具体的な生活指導をしないようですが、それも大間違いです。

本来は、主治医が中心となって、看護師をはじめ医療従事者らが協働で、手術前も、手術後も、しっかりと生活指導を行うべきなのです。

生活指導の有無によって予後《よご》（その後の死亡率、生存率）に差があることは、私たちのデータでも明らかなのですから。

一方、患者さんも、主治医からなにも指示がないからと言って、それを鵜呑《うの》みにして環境整備を怠ると、取り返しのつかないことになってしまいます。

私たちの経験でも、主治医がもっと生活指導をしてくれていたら、あるいはきちんとフォローしてくれていたら、と思うケースは、枚挙にいとまがありません。手術前はもちろん、手術後もしっかりと養生（環境整備）に努めてください。

数年〜十数年かけて大きく崩れてしまった環境はすぐには元に戻りません。このあたりはがん患者さんご本人も、しっかりと自覚する必要があると思います。

外科医としての私の反省を含めてですが、そもそも外科医(主治医)は手術が終わると、患者さんに対して興味が薄れがちになります。

だからかもしれませんが、再発や転移の兆候（サイン）をついつい見逃しがちになることもあるようです。

最悪なのは、検査ではっきりと再発・転移を示唆する結果が出ているのにもかかわらず、カルテをちゃんとチェックしていないために見逃していたという、ありえないような単純ミスが意外に多いのには愕然とします。

いずれにしても、手術の後のフォローをしっかりと行わない主治医は失格です。繰り返しますが、手術はほんの時間稼ぎの手段でしかないのです！

②放射線治療

手術に比べれば、生体を傷つける度合いは比較的少ないのですが、それでもそのダメージは侮れません。

特に放射線の影響は、遺伝子にも蓄積されてしまいますので、まさにボディブローのように、後々ダメージがずっしりときいてくることがあります。

難点は、照射線量の総量に限界があることと、専門医が極めて少ないことです。

遺伝子に影響が蓄積されますので、同じ部位（場所）に照射できる線量が限られてしまいますし、周辺組織にもダメージを与えてしまいます。

そのため、最近では、定位放射線治療[*3]（109ページ）（ピンポイント治療＝「ガンマナイフ[*4]、サイバーナイフ、ノバリス」）、ＩＭＲＴ[*5]（強度変調放射線治療）や、粒子線治療[*6]（陽子線、重粒子線）などを使い、周囲へのダメージを最小限にし、がん組織に最大の破壊エネルギーを集中させる工夫をしています。

技術的には日進月歩で、ハード面では期待も膨らみ、ゆくゆくは手術の大部分が放射線治療に置き換えられるかもしれません。

しかし問題は、きっちりと線量を計算しながら、治療を的確に行う放射線治療専門医が、とにかく極端に少ないということなのです。

また、がん治療における放射線医の発言権が一般的に低いのは、がんは手術で治すものだという従来の古い考えが浸透しすぎているせいもあるのだと思いますが、今の時代、少なくとも外科医、放射線治療医、腫瘍内科医などがチームで対処していくことが不可欠ですし、そういう連携のある病院（きわめて少ないですが）を選択するのも重要なポイントだと思います。

ちなみに、がん治療でいい成績を上げつつある、欧米の名だたるがんセンターのほとんどは、チーム医療が常識となっています。

③抗がん剤治療

放射線専門医ほどではありませんが、実は、こちらも専門医は少ないのが現状です。

つまり、抗がん剤の持ち味をうまく活用できる医師が少ないということなのです。

抗がん剤だけでは完治は難しいですし、心身におよぼすダメージも大きいと思いますが、うまく活用することができれば、時間稼ぎが可能になります。

抗がん剤をうまく活用できるかどうかのポイントは、次の３つです。

1つめは、標準治療（マニュアル）どおりでなく、病勢や副作用（毒性）をみながらの、さじ加減です。つまり、きちんと調整しながら、その人の、最小の毒性で最大効果を上げることのできる投与量を探ることが最大の要点です。

抗がん剤の効き方、毒性は個人個人によってかなりの開きがありますので、何と言っても、さじ加減が非常に重要なのです。

たとえば、「クロノテラピー」（夜間に抗がん剤治療を行うことによって、効果を高め、副作用を抑えようという試み）や、「低用量抗がん剤治療」（通常の数分の1の量で、効果を格段に高め、副作用を劇的に抑えようという試み）という方法も、最近はいい治療効果が発表され、注目されています。

このような方法によって毒性を少なくし、効果を大きくすることが可能になり、抗がん剤の本来の持ち味を生かすことができるようになります。

標準治療だけでは、抗がん剤のメリットをひきだすことは難しく、むしろ副作用（毒性）ばかりが前面に出てきてしまうことが多々あります。

人や、病勢を総合的にみて、さじ加減ができてこそ、本当の専門医（プロ）と呼ぶべきだと思います。

治療に先立ち、さじ加減をこまめにしてくれるかどうかを聞いてみて、万一、さじ加減のできない医師であれば、避けるほうが賢明だと思います。

ましてや抗がん剤の知識のない外科医が、片手間に抗がん剤治療をやるような施設は絶対に避けるべきです。

もちろん、不勉強な医師は論外です。

仮に主治医（担当医）が、「ASCO《アスコ》」（米国臨床腫瘍学会。毎年、抗がん剤治療に関する世界最新の知見を提供していることで有名な学会。95ページ参照）の最新知見を知らないとすれば、少なくともその医師は不適格だと断定していいと思います。

2つめのポイントは、抗がん剤の選択肢が豊富にある施設を選ぶということです。

どの抗がん剤が効くかは、まだまだ実際に試してみないとわからない部分があります（感受性テストが早く一般的になればいいのですが……）。

したがって、レパートリー（選択肢）の多い施設のほうが、自分に合う抗がん剤がみつかる確率が高くなるはずです。

万一、現行の抗がん剤が効かない場合には、次の手（候補）が用意されていることが不可欠です。

3つめのポイントは、苦痛（副作用）はすべて解消してもらうという点です。すなわち、我慢を強《し》いる抗がん剤治療は間違っているということなのです。吐き気、食思不振（味覚障害）、倦怠感などは、西洋薬や生薬《しょうやく》、そして「セルフ治療」をうまく駆使すれば、ほとんどが解消できるはずです。

我慢は気力、免疫力を著明に低下させてしまいますので、苦痛をしっかりと解消することが肝心です。

3 「3大療法」を受ける上で注意すること

治るということ

「治る」ということと、「がん（腫瘍）がなくなること」は同義ではありません。

いったんはがんがなくなっても、また再発してきたとすればどうでしょう？　だとしたら、がんがなくなっただけで「治った」と言うことはできません。でも、そんなケースが多いのが現実なのです。3大療法でがんを消滅させたとしても、現に半数は再発しているのです。

一方、がんはなくならないけれども、大きくなることもなく、転移することもなく、もちろん本人もいたって元気で、普通に生活や仕事ができている、そんなケースはどうでしょう？　こちらのほうこそ、ある意味、治っていると言ってもいいのかもしれません。

こんなケースがあります。

Aさんは、抗がん剤治療の最中、幸い腫瘍が小さくなってきています。つまり抗がん剤が奏功している状態です。いっぽう、全身状態はずたずたで、抗がん剤のダメージで日に日に悪化しています。吐き気で食が進まないのはもちろん、全身のだるさも強く、気力もほとんどなく、夜も十分に眠れません。

しかし主治医は、抗がん剤が奏功しているんだから、もっと追い討ちをかけなくてはと、容赦なく、さらに抗がん剤治療を続けようと提案します。頭が朦朧《もうろう》とした状態で、Aさんはしかたなく主治医の提案に同意してしまい、さらに抗がん剤治療を続けます。

幸い、腫瘍は画像検査では消えてなくなりましたが、Aさんの自己治癒力、免疫力も風前の灯火になり、数日後、肺炎で不幸な結末となってしまいました。

あるいはこんなケースもあります。もちろんサバイバーに多いケースなんですが……。

Aさんと同じように、主治医からは、さらなる抗がん剤治療を提案されますが、Bさんは全身状態の悪化を懸念して、抗がん剤治療の延期を申し出ます。そして、抗がん剤治療をストップしている間には、自己治癒力を高めることに専念します。

がんはなかなか消失しませんが、大きくもなりません。そんなこんなで一進一退をしばらく続けながらも、自己治癒力が次第に高まり、1年後には、がんは自然に消えてなくなりました。

AさんとBさん、極端な例を挙げてみましたが、けっこうAさんのパターンをたどる患者さんが多いのも現実なのです。

標準治療を善とするならば、Aさんの治療方法は決して間違いではないのかもしれません。しかし、あくまでも目的は患者さんご本人が元気で長生きをすることであって、がんの有無は直接関係のないことだということが、医療現場では往々にして忘れられているということを、繰り返し喚起しておきたいと思います。

アリバイ的な抗がん剤治療は避ける

3大療法の範囲内でしか治療方法がない場合、手術もすでに終わり、放射線照射も目いっぱいやってしまえば、再発や転移をきたした時には、抗がん剤治療しか残された選択肢がありません。

多くの医師は3大療法だけが、がんの治療だと思っていますので、たとえ無効とわかっていても、抗がん剤を投与するしか手がなくなってしまうのです。何もしないのは、おそらく医師としてのプライドが許さないということなのかもしれませんが……。

そんなアリバイ作りのような、パフォーマンスだけの、無意味な抗がん剤治療を受けているがん患者さんが意外に多いのが現状です。

アリバイ的な抗がん剤治療は、無意味どころか、かえって有害なだけなのです。

ちなみに、抗がん剤治療の世界標準を知るには、先にも挙げましたが、以下の2つのサイトを参考にするといいと思います。

・**米国臨床腫瘍学会**（ＡＳＣＯ：American Society of Clinical Oncology）
http://www.asco.org（英語サイト）
＊学会名で検索すれば、日本語のダイジェスト版を見ることができます。

・**米国国立がん研究所**[*7]（ＮＣＩ：National Cancer Institute）
日本語版・がん情報サイト（http://cancerinfo.tri-kobe.org/）

また、再発予防の抗がん剤投与は、私たちのデータをみるかぎり、あまり意味がないと考えています。それよりも、むしろ環境整備に専念するほうが得策ではないかと思います。

あるいは、百歩譲って、有意差（有効性）はあまりないものの、再発がかなりの確率で予想される場合に限ってのみ、1~2クール（セット）受けるのも、やむなしではないかと思います。

少なくとも「再発予防のために、念のために抗がん剤治療をやっておきましょう」という誘いには乗らないほうが、私たちのデータをみるかぎり賢明なようです。

それでは、どんな場合に抗がん剤治療が適切かと言いますと、腫瘍マーカーが上昇するなど、腫瘍の進行が抑えきれない場合に限り、抗がん剤を用いるのがいいように思います。

この場合には、時間稼ぎの効果が相当期待できますので、併せて環境整備をしっかりと行うことで、抗がん剤の持ち味を生かすことができると考えます。

また、抗がん剤を用いるには、白血球数が4000/μℓ（マイクロリットル）以上、リンパ球数が1000/μℓ以上（比率で言えば白血球の25％以上）であることがもちろん望ましいのですが、病勢が悪化している際には、背に腹はかえられない状況ですので、かなりのリスクを伴うことになります。

ちなみにがんは、ある臨界点を超えてしまうと爆発的に成長が早くなってしまいます。

この時期を「プログレッション」と呼び、目に見えて体重が減り、一気に身体が衰弱していく過程です。もうこうなればどうしようもなく、手の施しようがありません。がんに抵抗する体力もほとんど残されていませんので、それこそ坂を転げ落ちるように、一気に栄養障害に陥って死に向かってまっしぐらに突き進むということになってしまうのです。自らの自然治癒力がまったく枯渇してしまった状態なのでしょう。こうなるとよほどの努力をしなければ、完治は難しくなってしまいます。

プロモーションの最後の段階で、綱引きをしていた、がん細胞軍（反乱軍）と免疫細胞軍（防衛軍）との拮抗が一気に崩れてしまいます。さらに、この臨界点を超えてしまいますと（詳しいメカニズムは完全に解明されていませんが）、免疫細胞自体の働きそのものにも抑制がかかってしまい、よけいに崩壊のスピードが増していくのです。

この拮抗がくずれる頃の患者さんの血液をよくみてみますと、たいていリンパ球がとても少なくなってきているのに気付きます。がんを攻撃する免疫細胞というのは、ほとんどがリンパ球ですから、これはたいへん由々しきことです。しかも反対に、ストレスがかかると*8活性酸素《かっせいさんそ》を放出する顆粒球という細胞がやたらと増えているのです。つまり、栄養障害にストレスが加わると一気にがんは進行していくのだと考えられます。

とにかく抗がん剤に限らず、3大療法を使いながら、環境整備がどれくらいで追いつけるかということとの時間の勝負になりますので、そのことをしっかりと頭に入れながら抗がん剤治療に臨む覚悟が必要となります。

いずれにしても、抗がん剤投与は、原則として、どうしてもそれしか手がないという場合に限って行うべきもので、安易に投与するものではありません。

がん専門医（認定医）とは?

日本でも欧米にならい、がんの専門医（認定医）制度をつくっています。

けれどもそれは、がんの専門医（認定医）とうたっているものの、実際には抗がん剤の専門医のことです。それを「がんの専門医」とするのは、言いすぎではないかと私は思います。正確に言えば、「抗がん剤の専門家」にすぎないからです。

そもそも、抗がん剤だけでがんに対処しようとしているとしたら、その姿勢そのものが、がんを診る医者としては間違っているのではないかと思います。つまり、抗がん剤を用いる際には、並行して患者さんの身体の環境整備を行うことは、どうしても避けることができないからです。

ただ、それでもあえて、現状の「認定医」を評価するとすれば、それこそとんでもない医者が多くいますので、そういったとんでもない医者と、薬の知識を持った医者との線引きがはっきりすることは、がん患者さんにとってありがたいことかもしれません。

また、そのがん専門医を育てるのは、やはり抗がん剤治療（薬）の専門家ですから、発想は所詮、西洋医学の枠の中、やはり物足りなさを禁じ得ません。

がん専門医（認定医）は、決してがんを治せるプロフェッショナルだという意味ではないということを、肝に銘じておくべきだと思います。繰り返しますが、がんを治せるプロフェッショナルとは西洋医学だけでなく、中医学をはじめ、補完代替療法にも精通していることが必須条件だと思います。

「5年生存率」について

ところで、3大療法だけで治療を進めていくと、「5年生存率」という言葉を度々聞くことになると思います。ところが、「5年生存率」のとらえ方はさまざまなようです。

医学的には、単に「治療スタートから5年経った時点で生きている確率！」ということなのですが、一般では、「がんが見つかってから5年間再発しなければ、ほぼ治ったということ」と、認識している人が多いようです。

また一方では、そのことにどれだけの意味があるのか？　というのも議論の多いところです。なぜなら、がんの種類もいろいろあって、比較的進行の遅い乳がんなどは、それにあてはまるものではありませんし、5年の間に再発・転移した人もしない人も、同様にカウントされているからです。

また、進行したがんから生還したサバイバーなどもデータから漏れてしまうため、正確な数字とは言いきれません。実際、主治医からさじを投げられた人たち、逆に主治医を見切った人たちが、5年も素直に主治医の元に通うはずがありませんし、自助努力や中医治療などを含めて、さっさといろいろな治療方法を試しながらサバイバルを果たしているのです。現に、私のまわりのサバイバーたちの多くも、そのデータ漏れの人たちです。

「5年生存率」については、こんな質問もよく受けます。

なぜ5年なのか？　3年でも7年でも10年でもいいのでは？　確かにおっしゃるとおりです。本当は何年でもいいのかもしれませんが、理由としては、がんの多くが5年以内に再発や転移をするということも理由の1つとしてあるのかもしれませんが、カルテの保存期間（義務）が5年というのも現実的には大きく影響しているのではないかと思います。

5年を超えてしまいますと、脱落者も多くなり、追跡も難しくなり、がん以外でも亡くなる人、あるいは他のがんになってしまう人もでてきます。

いずれにしても5年というのを1つの目標に掲げ、治療に専念するのは非常に意味のあることだと思います。無事にクリアすれば、かなりの確率で逃げ切ったと言えるからです。

ただ、脅すわけではありませんが、5年を超えたからといって安心してはいけません。なぜなら、せっかく身につけた生活習慣や考え方を捨てさってしまい、元の木阿弥よろしく、また別のがんになってしまったなどという人も昨今は少なくないからなのです。

4　医者との上手な付き合い方

医者を上手に活用する

もちろん、医者を信用してはいけないなどとは言いませんが、過度に頼ってはいけないのも確かなようです。医者を信用しなくて不幸になった人よりも、医者を信用したばっかりに不幸になった人のほうが圧倒的に多いのは皮肉なものです。

「がん治療そのものに関しては、医者に頼らなくてよかった！」というサバイバーの証言は、私たち医者にとってはとても手厳しいものですが、それはそれで、私たちも真摯に受け止める姿勢が必要です。

賢明な患者さんは、がん治癒には3大療法だけでなく、中医をはじめとする、そのほかの治療法（考え方も）も不可欠であることを、（実感として）主治医よりもよくわかっているのです。

西洋医学はがん治癒（完全治癒）を保障してくれないのですから、西洋医学の枠の中でしか治療法を考えない医者に依存しすぎることが、命取りになるというのは、しごく当然のことです。

さりとて、医者と喧嘩《けんか》するほどのことはありません。したがって、適当（上手）に活用していけばいいというのが当面の正解だと思います。たとえば、手術がうまい医師も数多くいます。それはそれで、手術のエキスパートとしてとらえればいいでしょう。

しかし、手術のうまい外科医は、がん治療にはほとんどがしろうとです。抗がん剤のさじ加減はあまり望めないと思います。

それでは、抗がん剤の専門医はどうかと言えば、確かに今は、必要性がやかましく問われているせいもあり、急速に専門医が育成されつつあります。しかし、そういった専門医は中医や補完代替療法にはしろうとです。

つまり、1人の医師が、統合的に、がんという病気をかかえた1人の人間を診るのは非常に難しいということなのです。

このことを踏まえ、欧米ではいろいろな専門医（家）が集団（チーム医療）で1人の患者さんを診るという形がごく一般的になってきているのですが、それでも補完代替療法や中医をも治療方法の選択肢に加えている医療機関はごくごく少数だと思います。

欧米でもそのような状況なのですから、たとえば日本を代表するがん治療機関である国公立のがんセンターや大学病院などにおいても、1人の人間としてがんを統合的にとらえて治療を行ってもらいたいという希望を抱いても、残念ながら、今のところは現実的ではありません。

がんセンターや大学病院の優先課題は、1人の人間を(完全)治癒させることではなく、研究データを集積したり、新薬を治験したり、教育をすることにあるのです。

特に再発や転移をした患者さんが国公立病院の門を叩いても、多くは門前払いとなってしまいます。なぜならそういった患者さんは研究対象にはならないからなのです。極端な場合、入院していたとしても、再発・転移をしてしまうと、研究対象からはずされてしまい、とたんに転院をせまられることも決して珍しい話ではありません。

主治医は何人いてもいい

とにかく「医師はうまく活用すれば、それでいい」と私は思います。

ことがん治療に関しては、それは断定していいと思います。

なぜなら、ある意味、がん治療の専門医はほとんど存在しないのですから。

とにかく、主治医は1人でなくていいのです。1人の医者にただただ忠誠を誓ってみても、報われない場合も多々あるということは、心得ておいて損はないと思います。

体力が弱っているのに、抗がん剤を、めいっぱい投与し、まったくさじ加減もなく、しかも栄養確保をあまり行わない主治医、食養生や中医をまったく否定する主治医、リンパ球（白血球の1つ）の数が1000／μlを大きく下回っているにもかかわらず、抗がん剤治療だけで対処しようとする主治医、患者さんが精神的に大きく落ち込んでいるにもかかわらず、なんらメンタルケアを考慮しない主治医、患者さんの吐き気や痛みなどに鈍感な主治医などなど、枚挙にいとまがありません。

一方、この時代になっても「主治医、命！」とばかりにまったく他の意見を聞く耳を持たず、かたくなに主治医1人の言うことだけに耳を傾ける患者さんも案外多くいらっしゃるのには驚かされます。ただ、それでうまくいく場合はいいと思うのですが、往々にして不幸な転帰をたどられるのです。

専門医はそれぞれに専門性を持った、自分の良きブレーンと位置づければいいと思います。そして、総合的に判断ができる医師を1人、つまり「マイドクター」（かかりつけ医）

を相談役として見つけることができれば、いいのではないかと思います。

医者の本来の役割とは？

言うまでもないことですが、医者の一番大切な役割は、何とかして、そして何をしてでも（マニュアルに縛られないで）、がんになってしまった人たちに対して、「完全治癒」への確かな道筋を示してあげることだと思います。

なお、ここで言う「完全治癒」とは、がんが完全になくなるということのみを指しているのではありません。できる範囲の心がけと養生をして元気で長生きし、本来の寿命をまっとうできる状態のことです。

「病を克服し、元に戻るはずである」という確信こそが、患者さんには希望だと思うのです。苦しく、ただ痛みをともなうだけで、結局はほんの少しばかりの延命につながったかもしれないという程度の気休めだけでは、誰も納得しないと思います。

正しい治療とは、患者さんが治癒することによってのみ、結果的に評価されるものであって、仮に「正しい治療を行ったけれど、患者さんは助からなかった」などというのは、考え方が根本的に間違っていると思います。

患者さんが求めているのは「患者さんにとって良い結果」であって、医者が気にするプロセス（治療法）などは二の次なのです。それに、できるだけ苦しくなくて、お金のかからない、身体にやさしい治療法で治るのであれば、それに越したことはありません。

かつて私が医学部で習ったのは、もちろん「医者は病めるもの（人）を治すものだ」ということでしたし、おおむねそのことに異論はありません。また、医者の多くは自分の仕事に誇りを持ち、損得を度外視し、使命感に燃えて仕事をしています。

しかし、本来、病気は医者が治すものではなく、医者のアドバイスや一時的な手助けにより、患者さんが自分の力で治すものなのです！

医者は、治療を行う時も、説明はもちろんのこと、患者さん自身ができることを的確に教える（伝える）ことが重要で、そのことが、ゆくゆくは患者さんの自立につながります。

多くの医師は、わざとではないにしろ、患者さんの自立の芽を摘み取ってしまう傾向があります。患者さんに対する思い入れが強ければ強いほど、その思いとは裏腹に、皮肉にも患者さんの自立を阻む結果になってしまうのです。

つまり、医者が「自分の手でなんとか治してあげよう、自分に任せてくれたら大丈夫」

という、一見とてもポジティブな患者さんへの思いが、ことがんをはじめとした慢性疾患においてはあだになっているのです。

たとえば、高血圧の患者さんに、降圧剤を処方することだけが、医者の本来の仕事でしょうか？ 糖尿病の患者さんに、血糖を下げる薬を処方することが、医者の務めでしょうか？ アトピー性皮膚炎の患者さんに、ステロイドを処方するのが名医なのでしょうか？

がん患者さんに、手術と放射線と抗がん剤で治療をするのが、本来の仕事なのでしょうか？

もちろん、つらい症状を解消してあげることは、時には必要かもしれません。それで患者さんが喜ぶのであれば、それなりに価値はあるでしょう。でも、それだけでは何の解決にもなっていません。短期間、症状にふたをしただけにすぎません。それどころか、かえって患者さんの自立を妨げているかもしれないのです。

特に、がんをはじめとした慢性疾患は、患者さん本人にその意思がなければ、なかなか治らないものです。自立して、自分で努力して治そうという気持ちが不可欠だからです。だからこそ医者は、自分の手で患者さんを治すという考えは捨て去るべきなのです。

＊3　定位放射線治療（ピンポイント治療）（STI：Stereo Tactic Irradiation）……放射線を病変の形状に一致させて集中照射する方法で、周辺の正常組織を温存して病変のみを治療するという理想的な方法（ただし、うまくいけば……）。ピンポイント治療とも言います。具体的にはガンマナイフ、サイバーナイフ、ノバリスが挙げられます。

＊4　ガンマナイフ(Gamma Knife)、サイバーナイフ（Cyber Knife)、ノバリス（Novalis）……ガンマナイフもサイバーナイフもノバリスも、病巣部に集中的に照射をする定位放射線治療装置です。細かく言えば、サイバーナイフはX線、ガンマナイフはガンマ線を用いるのですが、生物学的な効果は変わりません。目下のところ、一番の違いは、ガンマナイフでは局所麻酔後、固定具をネジで頭蓋骨に固定しなければいけないので、少々（?）の痛みを伴うということです。サイバーナイフの場合は固定が不要です。ちなみにガンマナイフは脳内の病巣だけに対して、サイバーナイフは首から上の病巣全部に対して使えるということになっています。さらにノバリスは、ガンマナイフやサイバーナイフと異なり、治療部位は頭頸部領域だけでなく体幹部病変の治療が可能です。つまり、ガンマナイフ→サイバーナイフ→ノバリスと、時代とともにバージョンアップしていると言ってもいいかもしれません。

＊5　IMRT（強度変調放射線治療：Intensity Modulated Radiation Therapy）……いちおう定位放射線治療の進化バージョンとも言えます。コンピュータの助けを借りて腫瘍部分のみに放射線を集中して照射できるという究極の放射線治療なのですが、照射野（放射線を当てる場所の特定）の計算が複雑であったり、患者さんの微細な動きを監視できるシステムが必要となるなど、技術的に難しいのが目下の課題となっています。ちなみにトモセラピー（Tomotherapy）とはIMRT治療装置のことを指します。

＊6　粒子線治療（陽子線、重粒子線）……「陽子」や「炭素」の原子核（重粒子）を加速し、がんに集中

して照射する治療法を指します。この粒子線治療の特徴は、作用が一定の深さ以上には及ばないということ、ある深さにおいて最も強く作用するという点なのです。つまり、この粒子線治療では、従来の放射線治療に比べ、がん病巣だけに効果を集中させることが容易になり、がん病巣周囲の正常組織に強いダメージを与えることなく、十分な線量を照射することができます。しかし胃や腸のように不規則に動く臓器や、白血病のように全身に広がっているがん、広く転移したがんには適応できず、効果は固形腫瘍に限定されます。また大掛かり（高額）な加速装置が必要なのも難点となっています。

＊7 米国国立がん研究所（NCI：National Cancer Institute）……米国国立衛生研究所（ＮＩＨ）の一機関。このＮＣＩは，組織内部に大きな研究プログラムを持つだけでなく、米国内のがん研究者に対する助成も積極的に行っています。また、米国の対がん戦略である国家がんプログラム(National Cancer Program)を調整する役割も担っているのです。こんな研究所をぜひ日本にもと思うのですが……。

＊8 活性酸素……酸素分子中の電子が、ペアを探そうと必死になった結果できてしまう、はなはだ不安定な化合物。細菌などをやっつけたりもしてくれて重宝なのですが、糖質、脂質、アミノ酸などを酸化したりして、体内に悪影響を与えてしまうお騒がせ者。老化や動脈硬化、そしてがん化にも、この活性酸素が大いに一役買っています。ちなみに食べすぎ、運動のしすぎ、がんばりすぎで活性酸素は増大するので留意する必要があります。特にストレスは、活性酸素の大放出となるので、ストレス対処は長生きの必須条件！　ましてや、酸素バーなどが流行ったりするのは、まったく理解できないところでもあります。

第3章

がんサバイバーに学ぶ、がんの治し方

1　サバイバーに学ぶ

がんで「死ぬ人」、「生きる人」

そもそも、私たち「e－クリニック」が最も興味があったことの1つは、どうして同じような病期（進行の程度＝ステージ）、病勢（進み具合）なのに、「死ぬ人」と「生きる人」があるのかという点です。

初期のがんなのに簡単に命を落としてしまう人がいるいっぽうで、かなり進行したがんなのに、みるみる持ち直し、死の淵からみごと生還する人がいる……。

これには、単に運・不運では片付けられない、何かその明暗を分ける根本的な違いがあるのではないか？　しかもその明暗を分ける何かは、遺伝などのようなはじめから決まっているものではなく、本人の力（努力）によって変えられるのではないかと私たちは確信するのです。

だとしたらそれは何か？

その答えを探るため、私たちは、「がんサバイバー」(3期以上のがんからの生還者)の方と密にコミュニケーションを取りながら、彼(彼女)らの病勢の推移を追跡したり、インタビューを行ったりしながら、詳しくそのデータを分析し、多くを学び取ろうと努力しています。その1つの過程で、がんサバイバーを対象に、1つの問いかけをしてみました。

その問いかけこそが、冒頭(序章)で紹介した1つの問いかけなのです。

「あなたはみごと、進行したがんから生還(サバイバル)されましたが、がんが治らない人と、治ったあなたとの決定的な違い(キーワード)を1つだけ選ぶとしたら、それは何でしょうか?」

医者? 家族? 友達? 情報? 治療法?
食事? 考え方? 努力? 運? その他?

その結果は先述したとおりなのですが、今も傾向はまったく変わりません。

やはり、生き方を変える、考え方を変える、生活習慣を変える、自立する、食生活を見直す……がキーポイントだということですが、回答を複数にすれば、ほぼすべてのサバイバーが、自分が変わること、自立すること、生活習慣を変えること……を、決定要因の1つに数えています。

そして逆に、不幸な転帰をたどる方の多くが、その反対に、なかなか自分を変えられなかった人、自立できなかった人、医者任せの人なのです。簡単に挙げてみますと……。

☆がんで「死ぬ人」

・考え方を変えない人

ある意味、考え方がまずかったから、おそらくそのために過度で慢性的なストレスとなり、がんに至ったわけなのですから、治す意思があるのならば、考え方を変えなければなりません。自分の過ちを、まずは素直に受け止めなければ、考え方は変えられませんし、治療も進まないのです。

・生活習慣を変えない人

手術の傷が癒えたら、それで元の生活に戻れるという甘い考えを持っている患者さんもけっこう多いようですが、やはりあまり予後《よご》（病後の経過）は芳しくないようです。

せっかく手術がうまくいったにもかかわらず、不規則でハードな元の生活に戻る営業マンや、管理職。タバコやアルコールをいっこうに控える気配のない患者さん。以前とまったく同じように、脂っこい食事、偏った食事を続ける患者さん……。今までのでたらめな生活習慣が原因でがんになったかもしれないにもかかわらず、元の生活習慣に戻ってしまえば、また同じことを繰り返すはずです。

やはり最後はかなり苦しむことになり、たいていの方が、そこではじめて気がつくのですが、時すでに遅しです。なぜならば、期待していた自己治癒力がほとんど枯渇しきっているからなのです。

・がんをなめている人

手術をすれば治ると、錯覚している患者さんも多く見かけます。

手術はあくまでも対症療法ですから、生活習慣や考え方を改めない限り、がんになりやすい環境になんの変化もないわけですから、かなりの確率で再発をしたり、まったく新しいがんが発生したりするのです。

対症療法で少しくらい調子がいいからといって油断をしていますと、必ずしっぺ返しを食うことになるのです。

・自立できない人

生き方そのものの間違いが原因であり、変える必要があるのですから、受け身の姿勢では何も解決しないことは明白です。自分が主体として治療に臨まない限りは、治る道理がないのです。依存心を捨て、積極的に、自分自身で自分の病気を治そうという気持ちが不可欠なのです。

・医者の言いなりになる人

自分で治そうという気持ちが希薄で、一方的に治してもらおうと、何も考えず、ただひたすらに医者の言いなりになっている限り、治るがんも治らなくなってしまいます。医者はあくまでも助言者の1人です。

・がんに特効薬や特効治療があると思っている人

医者に限らず、常に何かに頼り、治してもらおうという姿勢では、根治（完全治癒）はおぼつきません。誰かがある健康食品で治ったから、自分もその健康食品を食べれば治ると信じている患者さんも、考えが浅はかすぎます。

そんな安易な気持ちでは、がんは治らないのです。特効薬探しは、結局徒労に終わるだけなのです。

・努力しない人

生活習慣を変えるのも、自立するのも、すべてに努力が必要です。命が掛かっているにもかかわらず、回避するために努力をしないのであれば、いつどこで努力をするのでしょうか？

何度も言うように、自己治癒力を活性化させるには、自助努力が不可欠なのです。

・意志の弱い人

「生命力」を別の言葉に言いなおせば「意志」だと思います。強い意志がなければ何事も実行できません。それはとりもなおさず、生命力に乏しいということなのです。

・投げやりな人

生きることに対して執着心がなければ、サバイバルが難しいのは当然です。

☆がんで「生きる人」

原則的には、がんで死ぬ人の反対を想像していただければいいのですが、具体的に挙げてみましょう。

・考え方を変えた人
・生活習慣を変えた人
・努力を惜しまない人
・感謝の気持ちのある人

・自立心のある人
・生きがいを持っている人
・夢のある人
・意志の強い人
・治ろうと思う人
以上、ほとんど説明は要らないかと思いますが、さらにもう1つ挙げておきたい項目は、次に述べる、いい意味の開き直りや、きっちりとした死生観を持った人なのです。

・死生観のしっかりした人

投げやりな気持ちからではなく、良い意味で開き直って自分の死を見つめ、万が一を受け入れることを覚悟した人は、かえって長生きしています。

ふっきれた気持ちが治癒へのスイッチをオンにするのかもしれませんが、少なくとも私たちの経験などでも、サバイバーの多くが、「一度は死をみつめ、受け入れようとした時期があった」と証言されています。

前向きにならなくてもいい？

がん患者さんは、まわりの人から「前向き」になったほうがいいなどと言われることが多いかと思います。

根っから前向きな人は確かにいらっしゃいますが、比率的には極めて少数派です。ほとんどの人は、基本的には後ろ向きです。

また、この「前向き」については、なろうと思って努力しても、そう簡単になれるような、そんなしろものではありません。実は、サバイバーの多くも、元々は前向き人間ではありませんでした。

心配事などがあれば、どうしても後ろ向きになってしまいます。前向きに振舞うことはできますが、もちろん本当の前向きとはまったく異なります。無理に前向きになろうとすると、「ストレス負荷が大きくて、〝やけ〟に近い気持ちさえ芽生えてくる始末です」などとおっしゃられるサバイバーも少なくないのです。

がん患者さんの中には前向きになれない自分はダメだと、そんなふうに悲観する人もいらっしゃいますが、そんなことはないのです。

では、どうすればいいのでしょうか？

まずは、今までの生活習慣を変えてみることから始めてみましょう。行動パターンが変わり、食事が変われば、自然に考え方も変わってきます。

それは多くのがん患者さん、そしてサバイバーの実例から私たちが学んだことなのです。生活習慣を変えて（整えて）2～3ヵ月も経てば、前に比べて体調もよくなり、少なくとも発想は後ろ向きではなくなります。

そして、多くの場合、死生観が芽生えてくることもあり、「そうなれば自然と考え方は前向きになっている」と言うサバイバーが多いのです。

サバイバーの2つのタイプ

ところでサバイバーは、大きく2つのタイプに分けることができます。

ネーミングに少々語弊があるのは承知の上ですが、このほうがわかりやすいと思いますので、ご容赦ください。

・タイプ1「成功者タイプ」

なにごとも極端なほど徹底して実行するタイプですが、割合としてはごくごく少数派です。根性、体力、気力が人一倍強いタイプで、まわりの意見に耳をかさず、しかし自分で決めたことは徹底してやりぬく人たちです。

このタイプの人たちは、抗がん剤だけ、補完代替療法だけ、極端な場合は何もしていない、などと、やっていることにすごく偏りが多く、誰にでも真似ができる方法ではありません。人間的にはすばらしい方たちなのですが、普遍的なこととして参考になりにくく、このタイプのサバイバーをあまりお手本にしないほうがいいと思います。同じようにしようとすると、けっこう痛い目に遭《あ》う公算が高いと思います。

・タイプ2「凡人タイプ」

1つひとつは必ずしも完璧ではないが、しかしすべてをまんべんなくこなしていくタイプ。割合としては、こちらのタイプのほうが圧倒的に多く、しかも、決してできないことはやっていません。

ぜひ、こちらのタイプのサバイバーを参考にしてほしいと思います。

このように、サバイバーには2つのタイプがあるということを、ぜひ念頭においてください。成功者タイプは稀《まれ》なのですが、マスコミ受けしやすく、とかく表に出る機会が多いのです。

そのためか、どうしても目立ってしまい、多くのがん患者さんが、あんなふうな成功者にならないとサバイバルが果たせないのかと勘違いしてしまいます。

そうではなく、むしろ凡人タイプのサバイバーのほうが圧倒的に多いということをぜひ知っておいてほしいのです。

サバイバーと仲良くなろう

がん患者さんにとって、何よりの希望は、言うまでもなくサバイバーの存在そのものです。同じ病気、同じ病期のサバイバーの健全な姿ほど、がん患者さんにとって希望となるものはありません。

ことがんに関しては、残念ながら医者が希望となることはあまりないのです。そのことは、日々医療相談をやっていて、いつも思い知らされることの1つです。

それゆえに、医者もサバイバーから真摯《しんし》に学ぶべきですし、サバイバーのネットワーク作りに積極的に協力すべきだと考えます。

サバイバーと接することは、なによりも患者さんが望むことですし、治癒率を著明に上げる効果があるはずです。

サバイバーと直接話をし、直接アドバイスや励ましの言葉をもらう、そしてサバイバーに自分を理解してもらい、自分の存在をわかってもらうことが、治癒への重要なポイントになります。

がん患者さんにとって、サバイバーは希望の星ですから、できるだけ多くのサバイバーに会い、自分に合うサバイバーを見つけることがとても大切だと思います。

インターネットも日進月歩ですので、サバイバーのブログにアクセスしたり、サバイバーとテレビ電話などで直接会話をしたりすることで、免疫力が非常に高まることが期待できます。

私たちもサバイバーネットの充実が急務と思い、国の内外を問わず環境整備に尽力（協力）しているところです。

今までにもそれぞれの患者会で、それなりのネットワークはあったと思いますが、それらをうまく統合していくことができれば、とてもすばらしいことだと思いますし、がん患者さんにとっては絶大な安心と希望になります。

そして、がん患者さんの誰もが、いつでもどこででも、望むサバイバーにアクセスすることが可能になれば、治癒率も格段に高まることは間違いありません。

私たちも、そんなネットワークの中で、医者としてお役に立つことができればとても嬉しく思いますし、とてもやりがいを覚えます（「e－クリニック」が推薦する患者会の紹介は巻末にあります）。また、「e－クリニック」の医者の中に、がんサバイバーがいることも心強いところです。

とにかく1日も早く、すべてのがん患者さんが、安心して希望を持って治療（養生）に専念できて、「努力しさえすれば完治する環境」にしていかなければならないと思っています。

望ましい患者会とは？

ところで、世間には数多くの患者会があります。

ただ、うまく機能している患者会は意外に少ないように思いますし、うまく活用している人も少ないように思います。

医師主導の「患者会」は、私たちの知る限り、なかなかうまくいっていないようです。それは、医師自身が、がんは治ると信じていないためでしょうか、患者さん同士も傷の舐《な》め合いのような雰囲気になってしまっているようです。

どちらかと言えば、死の受容がメインテーマになっていたりして、悲壮感が漂う感じがすると、多くの患者さんは証言しています。活用の仕方にもよるでしょうが、あまり治癒率を上げることには寄与していないことが多いのではないでしょうか。

いっぽう、患者さん主導の患者会はどうかと言いますと、やはり多くはうまく機能していないようです。理由は、前述したことと矛盾するかもしれませんが、医師がいないことです。そして主宰者の個性の強さです。

科学的な判断、客観的な判断をする医師がいないので、最初はうまく機能していても、だんだん会の方向が、主宰者の個性に引きずられてしまい、なかば宗教の集まりのような雰囲気になってしまうこともあるようです。

主宰者のほとんどがカリスマ性のあるサバイバーで、そのカリスマ性を頼りに、希望の星を求めて多くの患者さんが集まるのですが、どうしてもアドバイスが独善的になり、偏ってしまうのだと思います。

その主宰者のやってきたこと以外をまったく否定するような、あるいは3大療法をまったく否定するような、凝り固まったアドバイスになりがちです。

多くの患者さんが、そのような会のありように不満を覚え、客観的なアドバイスを私たちに求めてこられます。

したがって、望ましい患者会というのは、もちろん患者さん主導で運営され、西洋医学にも補完代替療法にも精通した医師が舞台裏で支える形がいいように思います。

2　サバイバーになるための環境作り

「環境整備」と「時間稼ぎ」

何度も言うように、いの一番にやらなくてはいけないことは「環境整備」。
そして、その次には、必要であれば「時間稼ぎ」です。

「環境整備」……栄養を確保し、血流を十二分に保ち、自己治癒力（免疫力）を高めることです。
＝「セルフ治療」（第4章参照）。

「時間稼ぎ」……がん細胞を直接攻撃して、勢力を弱めておくことです。
＝「3大治療」（82ページ参照）。

最終的にがんを治癒させるのは、自分自身の防御システムです。

つまり自己治癒力であり、復元力とも言えるものです。それがうまく働かないまま、長い時間が経過するうちに、徐々に元の健全な状態からずれてしまったのです。そのずれを治すことが、最重要事項なのです。

ごくごく初期のがんであれば、「3大療法（時間稼ぎ）」を用いなくても、この「環境整備」だけで十分対処できると思います。

ただし、肉眼的に、容易に発見できる段階（たとえ早期といえども——厳密に言えば早期ではありません——すでに数年は経過しているでしょうし、がん細胞の数も10億個単位になっているはずですから）にもなれば、環境整備だけでは、追いつかない場合も多く、同時に時間稼ぎも必要になってくるのです。

つまり、多くの場合、必要最小限の時間稼ぎの策を施しながら、同時に最大限の環境整備をしていくことになるのです。

とは言え、実際には、時間稼ぎだけにやっきになっているケースがやたら多いのです。手術だけ、あるいは手術と放射線治療、手術と抗がん剤治療などなど、時間稼ぎしかしていないケースがめっぽう多いのが現状です。そうすると、当たり前ですが、高い確率でがんは再発してきます。それは驚くにもあたらない、しごく当然の話です。

時間稼ぎをするからには、稼いだその貴重な時間、手をこまねいてぼやっとしているのではなく、一生懸命、環境整備に精を出さなければ、時間稼ぎの意味がまったくないというのは、誰にでもわかる簡単な道理ではないでしょうか？　いくら強調してもしすぎではないと思いますが、環境整備を最大限に行うかどうかが、再発・転移の非常に重要な岐路になるということを常に念頭においていただきたいと思います。

いい環境の作り方

では、実際どうすればいいかということなのですが、簡単に言えば、がん細胞が増殖しないような、転移しないような環境にしていけばいいということです。

がん細胞が体内で増殖するには、それなりの環境が必要です。ふつうの環境下では、なかなかがん細胞は増殖できないのです。

ただし、繰り返しになりますが、万が一、環境整備ががん細胞の増殖のスピードに追いつかない場合には、直接がん細胞をやっつける手段も必要であるということを決して忘れないようにしてください。

その場合はつまり、手術や放射線、抗がん剤などの武器（3大治療）が、一定期間必要になるということなのです。「時間稼ぎ」は、自分自身で行うことが難しいかもしれませんが、「環境整備」は、自分の努力でできることばかりだということです。

これらの事柄を、自分に合った、さまざまな手段で行うことを、私たちは「セルフ治療」と呼んでいます（以前は、「ベース治療」と呼んでいました）。誰でも繰り返し自分でできる、しかもがん治癒に最も重要で根本的な治療手段なのです。

この「セルフ治療」を行うことなくして、がん治癒はありえないと私たちは考えています。またこのことは、サバイバーの証言や、「eークリニック」の検証結果とぴったり一致しています。

食べて動けて眠れれば、人は死なない

これは、私たちが日々医療相談に答えながらつくづく感じることの1つです。

腫瘍の有無、大きさ、転移のあるなしにかかわらず、食べて、動けて、眠れる人はがんに負けないのです。

栄養を摂取し、身体を動かし、そして夜はゆっくり休む、この自然の理《ことわり》に逆らわない生き方が治癒力を高めるのかもしれませんが、病期（ステージ）分類よりもずっとはっきりと現状（未来も）を反映しているように思います。

「e―クリニック」では、定期的に「がん治癒セミナー」（医者が主催）や「ワンデイセミナー」（サバイバーが主催）を行っていますが、そのセミナーには初期のがんの方だけでなく、中等度以上に進行したがんの方、再発や転移をきたした方なども多く参加されます。その中には、もちろん主治医から、余命3ヵ月、あるいは6ヵ月と告知された方も数多くいらっしゃいます。しかし、そういった方々のほとんどは毎回セミナーに出席され、懇親会でもしっかりと食べ、快活に笑い、語っておられます。

さらにこういった方々はセミナーに参加されるだけでなく、仲間と温泉に出かけたり、海外旅行に出かけたりと行動も活発で、食欲も旺盛（大食という意味ではない）、そして睡眠時間もたっぷりと取っておられるようで、とてもがん患者さんとは思えません。

がんに負けてしまうその大きな原因は、がんそのものが進行し、転移したことよりも、食べることができなくなって栄養失調に陥ったり、動く気力が失《う》せたり、よく休むことができなくなってしまうことによる、消耗（じり貧）がほとんどなのです。

第4章

身体にやさしい「セルフ治療」

1　がんは自分で治すもの

防御システムを整える

私たちの身体の中では、常にがん細胞のような異常細胞が、日々発生していると言われています。けれど、防御システムが適切に維持されているかぎり、常にがんが治っている状態にあります。

また、この防御システムは、がんにならないように身体を守っているというだけではなく、ある程度以上に大きくなったがんに対しても、攻撃する力を持っています。だからこそ、がんにとって暮らしにくい環境にするため、身体を変えていくことが大事なのです。

結局、最終的に治癒をもたらすのは、自身の自然治癒力＝「治す力」なのです。

必要なことはもちろん、努力次第でやれることはすべてやること、しかも継続がポイントですから、できるだけお金をかけないように心がけるというのが賢明です。

たくさんお金をかけるほど、効果が高いのではないか――。

そんな妄想にとらわれている患者さんも少なくありませんが、このような心理は、まさしく神頼みの心理と同じです。いくら大金を投じようとも、神頼みは所詮《しょせん》神頼みです。何かに頼りたいという気持ちはよくわかりますが、結局は自分の力で治す他はないと気付くことが治癒への重要な分岐点ではないかと考えます。

自分自身が治療の主役

誰にでも自己治癒力は潜在しており、それをいかに引き出すかが重要なポイントです。いろいろなことがきっかけで自己治癒力は勢いよく稼働し出すのです。私たちは、その確率を高めるために総力戦を行うのです。

ただし、潜在的に自己治癒力を持っていても、その自己治癒力が稼働するには前提があります。それは、自分自身が治療の主役であるという自覚を持つことに他なりません。

自己治癒力を活性化させるには、自助努力が不可欠だということなのです。

その具体的な方法が、「セルフ治療」なのです。

2 自己治癒力を高める、身体にやさしい「セルフ治療」

「セルフ治療」とは？

医療技術が進歩しても、いまだに年間30万人を超える方ががんで亡くなり、その数は年々増加の一途をたどっています。

まずはこの現状を素直に見つめ、3大療法（治療）のみで、がんを治すことには無理があることを、患者さん自身が気付くことが、がんを治す上でのスタートになります。つまり、がんは1つの治療方法や、1つの健康食品などでは治せないということなのです。

一方、世の中には、がんを克服され、より健康になられた方も数多くいらっしゃいます。そして、そんな「がんサバイバー」たちは、ご存知のように、がんを治癒に導くには、考え方を変え、生活習慣を変えることが大切であると証言し続けています。

ちなみに、がんは遺伝によるものだから、何をしても仕方ないのでは？　とおっしゃる方もたまにいらっしゃるのですが、そんなことはありません。

実際、身内にがん患者さんの多い、いわゆるがん家系に生まれた人たちで、がんになってしまった後、がんを治している人たちが大勢います。また逆に、身内にがん患者さんがまったくいない人でも、がんになった人は大勢いるのです。

ところで、がんサバイバーの人たちは、どのようにして考え方や生活習慣を変えたのでしょうか?

「セルフ治療」は、そんなサバイバーの人たちから導き出された治療法です。

私たちは、サバイバーのみなさんのお話をしっかり聞き、こちらからもアドバイスしながら検証を重ね、それを蓄積してきました。それに少しずつ改良を加えながらまとめたものが、今からお話しする「セルフ治療」の考え方であり、具体的な方法です。

もちろん、ここで紹介する他にも、「びわの葉温灸」や「しょうが湿布」など、きっとたくさんの方法があるはずです。ここで紹介する方法は、あくまでも自分に合った方法を見つけるための、めやすにしていただければと思っています。

なお、この「セルフ治療」の「セルフ」は、医者が施す治療ではなく、自分自身で行う治療という意味からきています。がんを疑い始めた時から、とにかくすぐにでも、この治療を始めましょう。

治療の優先順位

まずは、「セルフ治療」の優先順位について、お話ししておかなくてはなりません。

左の三角形の図の一番下の土台となる部分（ファーストライン）ですが、まずは身体の環境整備が最優先ですので、何といっても「セルフ治療」は欠かせません。そして、場合によっては時間稼ぎが必要になりますので「3大療法」が加わります。

これが、がんを治癒に導くための治療法のスタート部分です。ただし、「3大療法」を用いる場合は、何度も繰り返しますが、個人個人に合うよう、さじ加減が必要です。

また、場合によっては、「3大療法」の他に、血管内治療[*9]（203ページ）、ラジオ波《は》焼灼術《しょうしゃくじゅつ》[*10]、凍結療法[*11]、温熱療法[*12]（ハイパーサーミア）、がんワクチン療法[*13]、免疫細胞療法[*14]……などのバリエーションも、より副作用（侵襲《しんしゅう》＝身体へのダメージ）の少ない治療法として選択肢に挙げられるかと思います。

そして、その次の治療法（セカンドライン）としては中医、つまり中医薬や気功が挙げられます。これらをうまく用いることで、自己治癒力を著明に高めることができます。

さらに、機能性食品（健康食品など）などが選択肢となります（サードライン）が、こちらは、下の2つと違って、必須のものではありません。ただし人によっては、ある程度の効果は期待できる場合もあります。

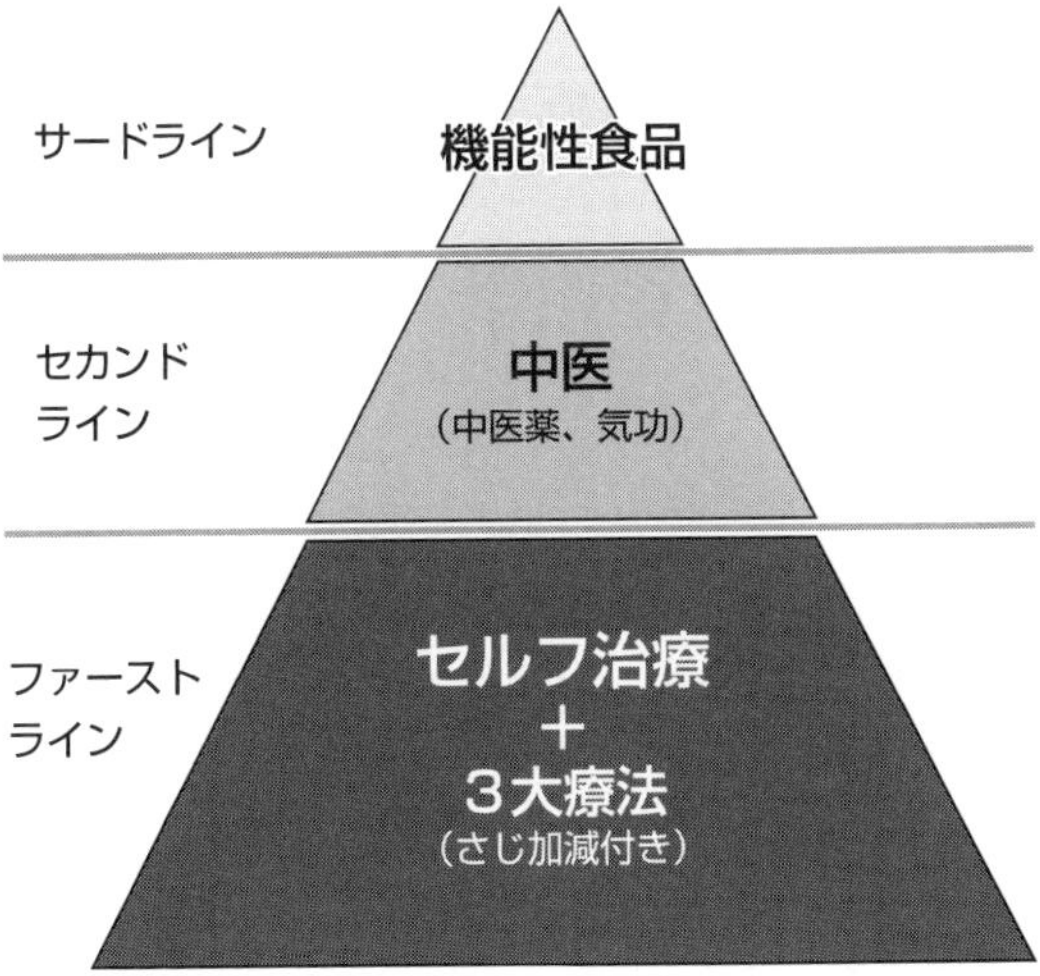

●「セルフ治療」の効果

自分で自己治癒力を高める方法として、この「セルフ治療」は、あまりお金のかからない、もっともコストパフォーマンス（費用対効果）がいい方法です。その上、自宅で繰り返しできることも大きな特長です。もちろん副作用はありません。

また、「リンパ球の数が増える」「白血球の数が増える」「基礎体温が上がる」など、医学的にも科学的根拠[*15]（エビデンス）があることが証明されているものがほとんどです。

「セルフ治療」は、大きく分けると「メンタル」「栄養」「運動」の3つの改善となりますが、それ以前に、この3つを支える「24時間のリズム」を整えることが重要になります。

「24時間のリズム」を整える

＋

1、**メンタル**（考え方とストレス対処）

2、**栄養**（食生活やサプリメント）

3、**運動**（血行、自律神経、気）

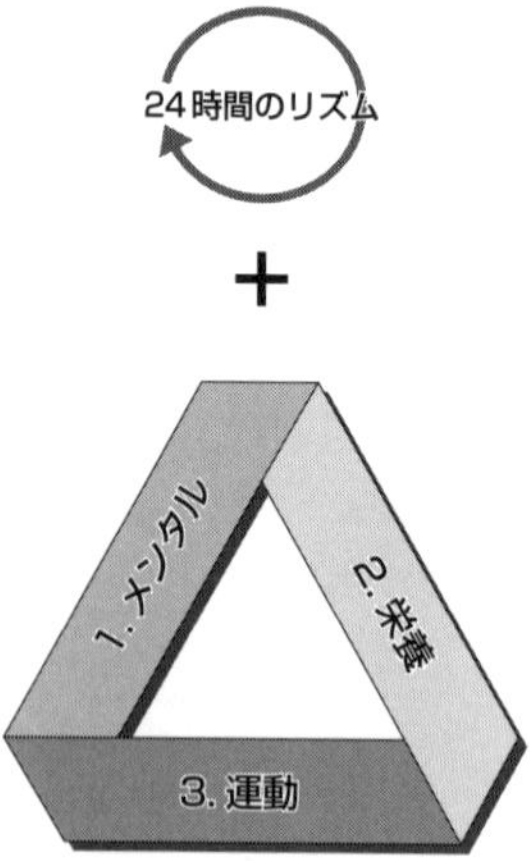

自己治癒力を高めるためには、まずは24時間のリズムを見直して整えることが大事です。また、1つだけをやってみてもあまり効果は期待できませんので、1〜3のすべてをまんべんなくバランスよく行うことが重要なポイントになります。

たとえば、3大療法(手術、放射線、抗がん剤)は、がん細胞に、直接攻撃を加えます。一方、セルフ治療は主に、メンタルの強化、栄養の充実、運動により血行をよくして、自律神経のリズムや、気の流れを改善することによって、がんが進展しにくい(再発や転移を抑える)身体の環境をつくります。

さらに、セルフ治療を行うことによって、体力や、自己治癒力の基準値が、底上げされます。

3大療法に耐えうる体力、副作用の軽減、その他の治療法を行う際にも、相乗効果が期待できます。

次のページの表は、「セルフ治療」をしない場合と、した場合の治療効果の違いを示したものです。

●「セルフ治療」をしない場合

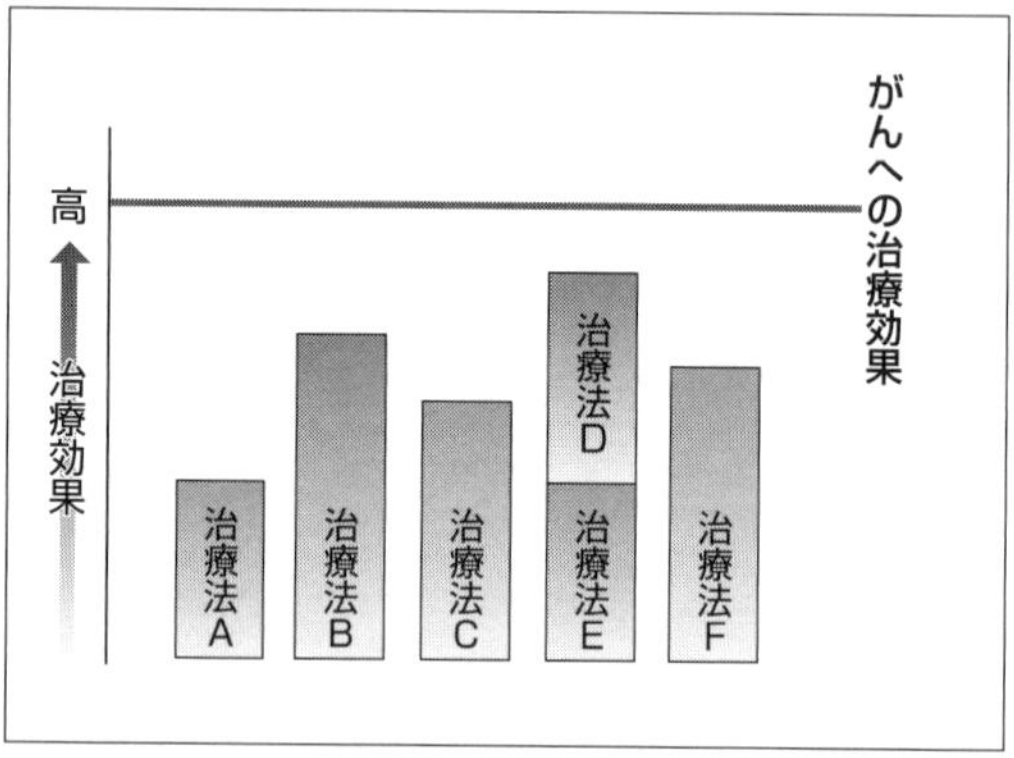

●「セルフ治療」をした場合

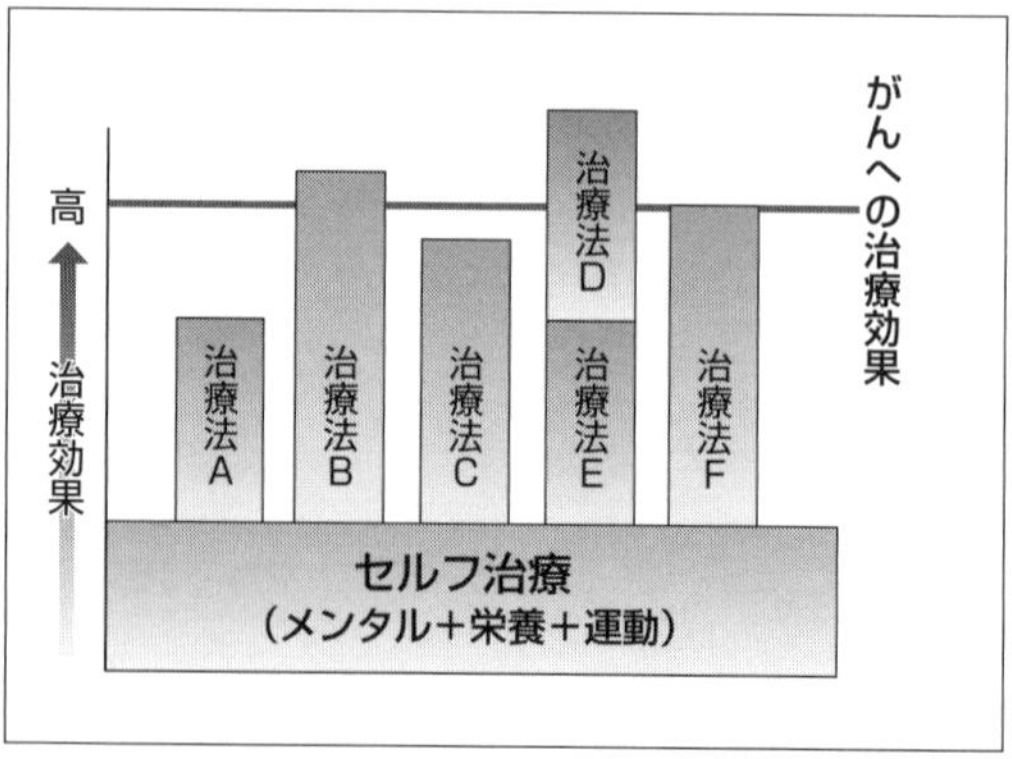

（「e-クリニック」調べ）

また、次の図は、乳がんと大腸がんの方でセルフ治療をやっている人と、そうでない人のデータをグラフにしたものです。ごらんのように、その違いは歴然としています。

★「セルフ治療」をした場合としない場合の体調の変化

●乳がん

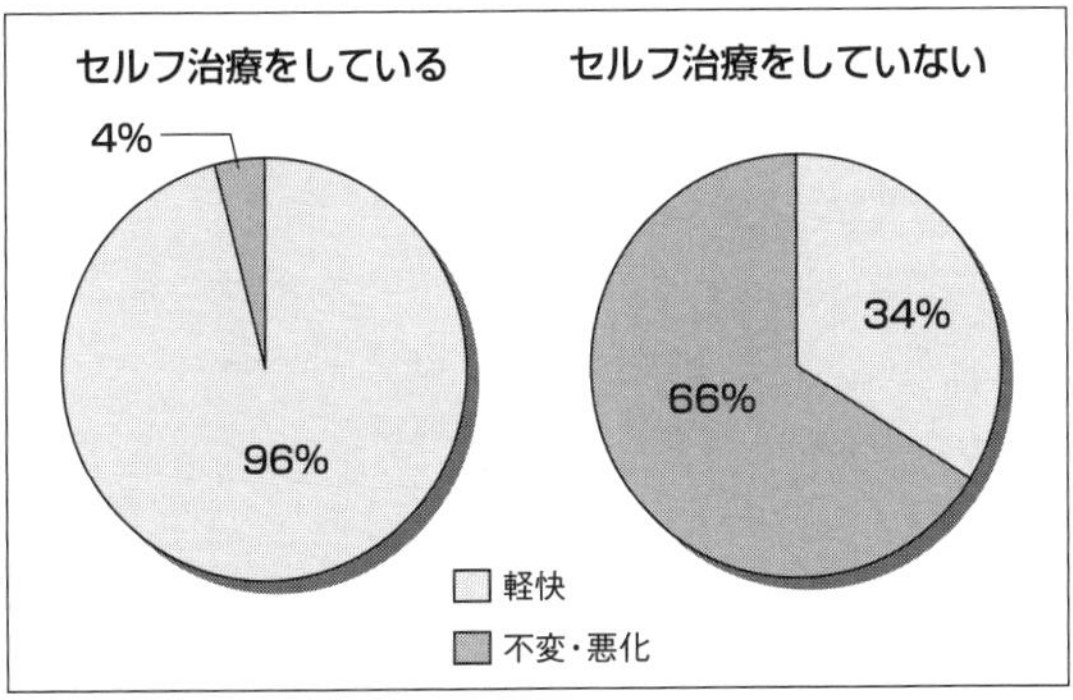

●大腸がん

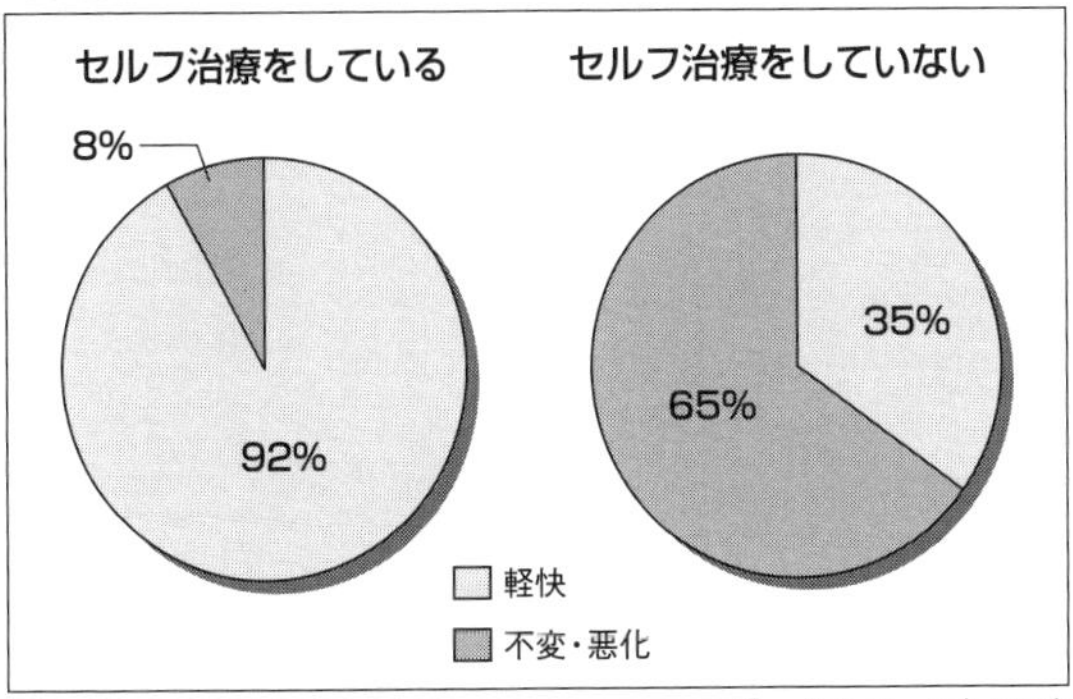

（「e-クリニック」調べ）

●ベースとなる「24時間のリズム」

「セルフ治療」の3つのベースとなるのが、「24時間のリズム」を整えることです。

次のページの図は、自己治癒力を下げる要因を表したものですが、がん患者さんのほとんどがこのような状態なのです。

この図を見るとわかるかと思いますが、おおざっぱに言いますと、運動（活動）不足をきっかけにして、生活のリズムが狂うことが多く、それが、がん（慢性疾患も同じ）を悪化させる諸悪の根源になっています。

つまり、「運動（活動）不足→睡眠不足→疲れ→うつ状態→運動不足」のような悪循環が起こり、自己治癒力が次第に低下していくことになります。

まずは、この悪循環を断ち切ることが先決です。

したがって、できるだけ身体を動かす習慣をつけながら、24時間のリズム（1日のリズム）をしっかりと是正していくことが大切です。

★自己治癒力が低下する「魔の悪循環」と、その他の要因

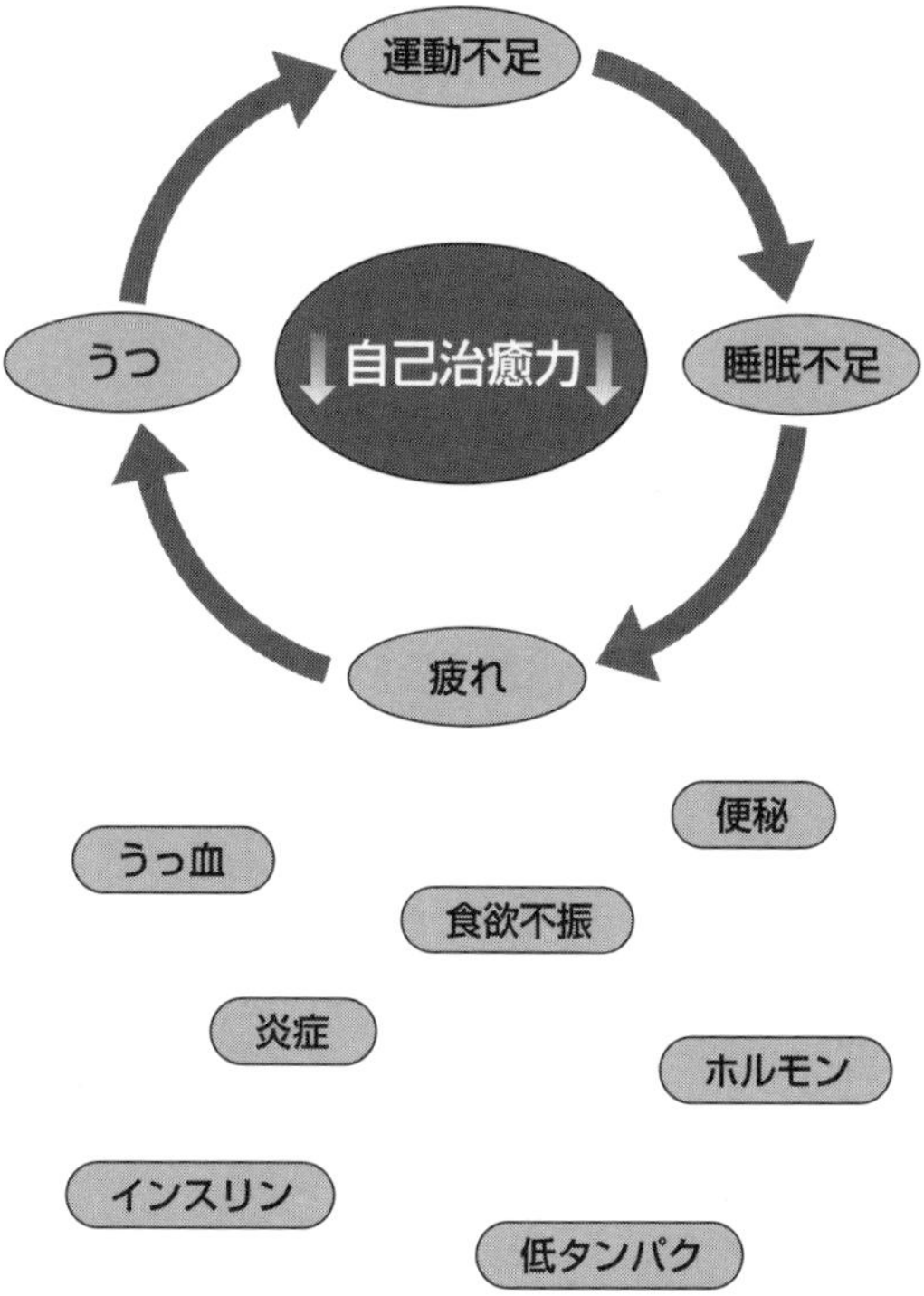

昼間、よく身体を動かすこと！

24時間のリズムを整えるためには、まずは睡眠が大事です。

一般的に、理想的な睡眠時間は7時間くらいだと言われています。けれど、適正な睡眠時間には、若干の個人差がありますので、必ずしも7時間にこだわる必要はありません。

ただし、少なくとも翌日の午前中に眠気をもよおす場合には、「睡眠不足」ということになります。

昼間、身体をよく動かせば（なるべく外に出て陽に当たること）、夜はよく眠れます。

そして寝覚めがさわやかであれば食も進み、体調もよくなってきます。

もちろん、身体を動かすと言っても、過激な運動は不要です。

誰でも、いつでも楽しみながらできる最高の運動法、つまり、散歩などのウォーキング（歩く）で十分なのです。これを続けていくだけで、自己治癒力は確実に高まります。

ぜひ、ウォーキングが楽しめる、そんな環境を作っていただければと思います。

この24時間のいいリズムを妨げる不快な症状は、もちろん、薬などを使った対症治療、緩和治療でもかまいませんので（主治医などに相談するなどして）、すべて解消するようにしたほうが、デメリットを考慮にいれても、得策だと私たちは考えています。

◎セルフ治療1　メンタル（考え方とストレス対処）

気持ちを安定させる

キーワードは、自分中心で物事を決め、行動する、その「自立心」です。

それと、「変わる勇気」。

そして、もう1つは「死生観を持つこと」。つまりいい意味での開き直りです。

また、生きがいや、自分の人生を考えるということも大切です。

人の気持ちは日々、時々刻々と変化します。たとえしっかりとした気持ちを持っている人でも、何か起こった時など、一瞬先はどうだかわかりません。それほど人の気持ちは不安定でデリケートなものです。

気持ちをしっかりと保つためには、生きがいを持ったり、信心したりとさまざまなことが役に立つでしょうが、家族（マイチーム）、仲間（身近にいる同じ病気、病期の人たち）、ブレーン（常に自分の立場で公正に判断してくれる医師たち、マイドクター）、サバイバー（同じ病気、病期であったが生還した人たち）がそばにいることも、とても重要な要素だと思います。

そのことは、サバイバーのほとんどが、この4者が心の支えになったと挙げていることからも明らかです。

家族は言うまでもありませんが、仲間も大切です。同志といってもいいかと思いますが、お互いに、前向きに励まし合える仲間がいることはとても勇気づけられます。

前にお話ししたマイドクターの存在も、これからの時代は不可欠だと思います。これだけ膨大な情報が容易に入手できるにもかかわらず、真贋《しんがん》の見分けがまったくつきません。何が本当で何が間違いなのか、その情報が建前なのか、本音なのかもわかりづらいのが現状です。

みなさんに代わり、情報を公正に取捨選択する、専門知識を持つ、信頼できる医師たちの存在が今や不可欠だと思うのです。

そして、サバイバーは、言うまでもなく、希望を最も大きく与えてくれる存在です。サバイバーを早めに見つけることがとても重要だと、再度、強調しておきます。

1人にならならない

孤立すると、あまり結果は好ましくありません。

仲間が近くにいると、単に癒《いや》しになるだけでなく、それ以外に大きなパワーを得るからだと推測できます。

場（フィールド）が発するエネルギーは確かにあるように思います。そして、そのエネルギーを得ることが、身体にとっていいことなのではないかと思います。

具体的な正体はわかりませんが、サバイバーやがん患者さんを見る限り、場のエネルギーの存在は確かなようです。

人（生物）は、物質的には、もちろんそれぞれ独立した存在なのですが、エネルギー的には、（よくわかりませんが）他とつながりを持っているのではないでしょうか。そのつながりによって癒されたり、治癒力を享受することができるように思います。

したがって、他とのつながりを絶ってしまうと大変不利になるというのは、当然のような気がします。

患者会に参加したり、あるいは「オフ会」（パソコン上で知り合った人たちの会合）に参加すると元気が出るという話はよく聞きますが、免疫力が高まることはそれで説明がつくと思います。

たとえ前向きな気持ちでなくても、前向きになれる根拠がまったくなくても、ただ参加するだけで、著明に免疫力が高まるのは、単に気分の効果だけでは説明できないと思います。きっと、場に参加することで、仲間とのつながりが喚起され、感応することができるからではないでしょうか。

ちなみに、がんサバイバーを数多く輩出することで世界的に有名な「上海《シャンハイ》がん倶楽部《くらぶ》」*16の1つの大きなスローガンは、「群体抗癌《ぐんたいこうがん》」という言葉です。

ご存知の方もいらっしゃると思いますが、「仲間の絆《きずな》を強くすればがんは克服できる」という、彼らの実績を4文字で端的に表したものです。言い得て妙だと、私たちもしごく納得するところなのです。

イメージ・瞑想《めいそう》する

特にがんにおいては、心のあり方が治癒へ及ぼす影響は非常に大きいと思われます。

自分がどう思っているかが、病勢に如実に表れるものなのです。

イメージ療法などが示すように、日々思いつづけることが、結果として大きな成果をもたらすのだと思いますが、いいイメージを持つ訓練（練習）は、ある程度は必要かもしれません。

しかし、「どうやっていいイメージを持てばいいのか」「どうすれば穏やかな気持ちで瞑想することができるのか」がわからないと多くの方が悩まれます。

また、いいイメージを持つ材料がまったくなくて、それでもなんとか前向きな気持ちを持たなければと自分を鼓舞すればするほど、その思いがあせりに変わり、かえって落ち込んでしまう方も中にはいらっしゃいます。

サバイバーの多くも、一時期はこのような心の煮詰まった苦しい経験をしていらっしゃいますが、それぞれに違いはあるものの、サバイバーに会う、環境をがらりと変える（旅行、読書、宗教、習い事、恋愛、食事……）などの工夫をし、最終的には、自分自身の治癒力を信じることのできる、そのわずかなきっかけをどこかで見つけるようです。

「そのわずかなきっかけを希望に変え、イメージ、瞑想することで、徐々にその希望を膨らませていくことができれば、しめたものです」

こういうサバイバーたちのアドバイスが現実的なところなのかもしれません。サバイバーに言わせると、1つのきっかけさえ得ることができれば、そのきっかけからいい循環に変えていくことは（後から思えば）、それほど難しくはないようです。問題は落ち込んでいく流れをどこで反転させるかということです。

落ち込んでいく過程で、何かをきっかけに思い込みが生まれ、その思い込みがパワーになるのではとも思われます。

ファイティングスピリッツ＋死生観

「なにくそパワー」が免疫力をアップさせることは想像がつきますが、確かにそのとおりのようです。イメージ療法も同じ考えに沿ったものだと思いますし、その他の文献にも報告されていますが、私たちのデータでも有意差（有効性）は歴然としています。

ただ、ファイティングスピリッツだけでなく、私たちのデータによれば、「忘れる」「開き直る」ことも、治癒率をあげるには有望なようです。

忘れるというのは、他のことに夢中になるということです。

病気（がん）のことが頭から完全に離れないのは当然だと思いますが、ずっとそのことばかりを考えているのではなく、他に夢中になること、しばし我を忘れる時間があることが、自然治癒力を著明に高めるようです。

また、意外にも開き直りも有効なようです。一見、諦めにも似ていますが、効果の差をみると、まったく異なると考えたほうがよさそうで、覚悟や悟りに近い感覚だろうと思われます。「死生観をしっかり持つ」と言えば難しく聞こえるかもしれませんが、そういった方の経過がいいのはよく経験するところです。

たとえば、しっかりとした自分なりの死生観を持ち、遺書までも書き残した人たちの多くが、その遺書が反故《ほご》になったという話もよく聞きます。他の臓器に転移し、しかも勢いも盛んに進行しつつあるがんであるにもかかわらず、不思議とある時期を境に急激にがんの進行（再発）が停止する人たちに、私たちは何度も遭遇しています。

受け入れる、淡々と生きる、そして気付いたら数年が経過していたという方も少なからずいらっしゃいますが、開き直りの境地も、強く治癒を促す原動力になりうるのだと思います。

つまり、「闘う」「忘れる」「開き直る」も、自然治癒力（復元力）への重要なキーワードだということがよくわかるかと思います。

生きがいを持って時を忘れる

「夢中になれるもの」「明日に向けてワクワクできるもの」「使命感」「我を忘れてしまうもの」……このような生きがいを持つことが、免疫力を有意に高めるという事実は、はっきりとしています。

具体的に挙げると、(前述しましたが)旅行、読書、宗教、習い事、恋愛、食事……と枚挙にいとまがありませんが、こういった自分が楽しいと思える事柄が、有意に治癒率を向上させる可能性が高いことは間違いないと思います。

逆に、ここに挙げた事柄が何1つない場合には、治癒をめざすためにも、自分の生きる意味を考えなおしてみることが必要なのかもしれません。

また、現在を中心に、過去があり未来があるという概念は、人であれば誰もが自然に持つものなのでしょうが、この概念が、意外にがん治癒を妨げているようです。

以前はこうだったのに、将来はどうなるのだろうかと、人は過去を振り返って後悔し、未来を思って不安になります。

でも、今生きているのは過去でも未来でもなく、まさしく「現在」にほかなりませんし、今生きているという事実ほど、生命にとって確かなことはありません。

つまり、1日1日をしっかりと生きていく。その1日1日の積み重ねの延長線上に、結果として1年後、5年後、10年後があるととらえるのがベストだと思います。

イメージ、瞑想、笑い、生きがい、感動など、我を忘れる時、夢中になれる時に、つまり過去や未来を忘れた時に治癒力は高まると考えられます。

私たちのデータも、サバイバーの証言も、それを強く示唆していますし、前述した「上海がん倶楽部」が「群体抗癌」を唱え、高い治癒率を誇っているのも、ひょっとして時を忘れ、時を超えた時にこそ、人は場から、自然に気（エネルギー）を受け取ることができるようになるからなのかもしれません。

1人でいて、あれやこれやと過去や未来に思いをめぐらせ思い悩むことは、やはり時に囚《とら》われ、治癒へのエネルギーをもらい損ねるのかもしれません。

時を忘れるくらい何かに「夢中」になるというのは、治癒への1つのキーワードと言っていいと思います。

がんばりすぎない

依存的な考え、不安定な気持ちは、ストレス負荷が増し、自己治癒力を損ねます。同じ出来事でも、考え方や気持ちの持ち方を変えれば、結果はずいぶん変わってきます。

ただ、がん患者さんの多くが、がんばりすぎたり、無理に前向きにならなければいけないなど、肩に力が入りすぎ、逆にストレスを増大させています。

完全主義はやめて、肩の力を抜き、万事せいぜい60〜70％の達成度で良いと考えたほうがいいのではないでしょうか。

毎日が一生！

再発はしないだろうか、転移はしないだろうか、と心配がつきないのは、がん患者さんの大きな心のひっかかりだと思います。いつもどこかに雲がたちこめて、すっきりと晴れることのない心のうちは、がん患者さんにしか理解できないものだと思います。

何か自分のまわりの景色だけがモノクロに映るような、そんなモノトーンな心象風景を訴える患者さんも多いものです。

また人は、得てして物事を悪いように悪いように考えがちです。

いくら怖がらないで、と言われても仕方のない部分も確かにあると思います。

ある程度の恐怖心は受け入れて、その上で、少しでも恐怖心を緩和する手立てを講じていくのが現実的かもしれません。

先ほども少し触れましたが、時間の概念が、往々にしてストレス負荷になってしまいます。1日1日の積み重ねが、1カ月になり、半年、1年になり、いずれは、3年、5年、10年となっていきます。

しかし向き合うのはいつも今日なのです。

今日という1日が終わり、生かされていることに感謝し、明日を迎えれば、また今日の始まりです。そんなふうに時間をとらえることができれば、先の不安がとても軽くなると、多くのサバイバーが教えてくれています。

自分の体の状態を知るために、血液検査などの数値を、定期的にチェックしていくことも恐怖心を和らげる、安心につながる1つの方法です（191ページ参照）。

そして、1人にならないということは、本当に大切なことです。孤立してしまうとよけいに恐怖心が増大してしまいます。

さらに何度も言うように、サバイバーに会うのも1つの方法です。できれば複数の方に会ってみて、自分と気の合う人を探してみるといいと思います。きっと希望と勇気をもらうことができます。

◎セルフ治療2　栄養（食生活やサプリメント）

栄養の重要性

がんで人が死ぬのは、抗がん剤が足りなかったわけでも、照射した放射線の量が少なかったわけでもなく、がん細胞の数が増え、正常細胞の栄養障害・代謝障害を引き起こしてしまうからです。

また、それを防ぐには、がん細胞を増やさないことと、正常細胞が栄養不足にならないようにすること、つまり、栄養を十分に摂取して、体力を温存し、免疫細胞を活性化させることが必要です。このことはすでに述べました。そのためには、栄養（カロリーではない）をしっかりとることが、とても大切になってきます。

手術を受けたり、放射線を浴びたり、抗がん剤を使用したりすること自体、多大な体力の消耗を伴います。もちろん、免疫細胞にも壊滅的なダメージを与えることになりますので、そういった治療を受けている時は、なおさら普段以上に栄養をつけ、休養をとる必要がありますし、治療前、治療後にも、そのことを忘れてはなりません。

最終的に、がん細胞を抑え込むのは手術や放射線、抗がん剤ではなく、患者さん自身の自己治癒力、免疫力であり、それはとりもなおさず栄養のとり方と密接に関わっています。食生活の改善なくして、がんの完治は考えられません。

栄養の基本

栄養を考える上で、食事は最も基本となるものです。ただ、多くの方がカロリーと栄養を同じものだと思っているようですが、それはまったくの誤解です。

栄養とカロリーは違います。カロリーをたくさんとったからといって、それが栄養にはなりません。むしろカロリー過多はマイナスなのです。

がんの食事療法における、バイブル的存在の「ゲルソン療法」[*17]の趣旨もそうですが、「できるだけカロリーは最低限に抑えて、栄養はきっちり確保する」。この考えが基本だと思います。つまり、ビタミン、ミネラル、ファイトケミカル[*18]、タンパク質、アミノ酸、必須脂肪酸[*19]、プロバイオティクス[*20]をバランスよくとることが大切になるのです。

また、極端に偏った食事療法を実践しておられる方も見かけますが、それも時としてマイナスです。栄養のことをよく理解し、納得した上で始めることが必要なのです。

栄養摂取のコツ

とにかく過食は避けて、腹6～7分目を意識して摂取すること。

さらに、すべての食物は、単独だと完全ではありませんので、偏らず、多くの種類の食物を摂ること。そして、できるだけ「食品」ではなくて「食物」をとるようにすること。要するに、加工されたものではなくて、自然のままのものをとるほうが得策です。

また食事は、「おいしくて、また食べたい」というのが大前提です。できれば和食（日本の伝統食）を中心にしながら、できるだけ薄味で、自然の素材、旬の素材、地産地消にこだわり、外食、過食を避けることです。

具体的に言いますと、塩分、脂肪分、糖分、アルコール、肉類、乳製品、加工食品はできるだけ控えましょう（かといって、まったくゼロにする必要はありません）。

それから、天然の野菜ジュースをできるだけとること。これと同じことですが、ビタミン、ミネラル、ファイトケミカル、酵素などを摂取するために、天然のサプリメントを活用すること（166ページ参照）。これが大切だと思います。ただし、厳密に制限しすぎると、逆にストレスになってしまいますので、週に1日くらいは自由にしてもいいでしょう。

デザイナーフーズ

デザイナーフーズ（次のページの図）を参考にするのもいいかもしれません。

デザイナーフーズ・プログラムは、1990年から、「米国国立がん研究所」（110ページの＊7参照）が中心となって行っているプロジェクトです。

食品がもっている生理調節機能と病気の関係に着目し、がんの予防に食品がどのように機能するかを、科学的に解明することを目的にスタートしました。

がん予防の効果がある成分を含む食品の機能を解明し、有効成分の含有量を高めて効率よくデザイン（設計）するというものです。

★デザイナーフーズ

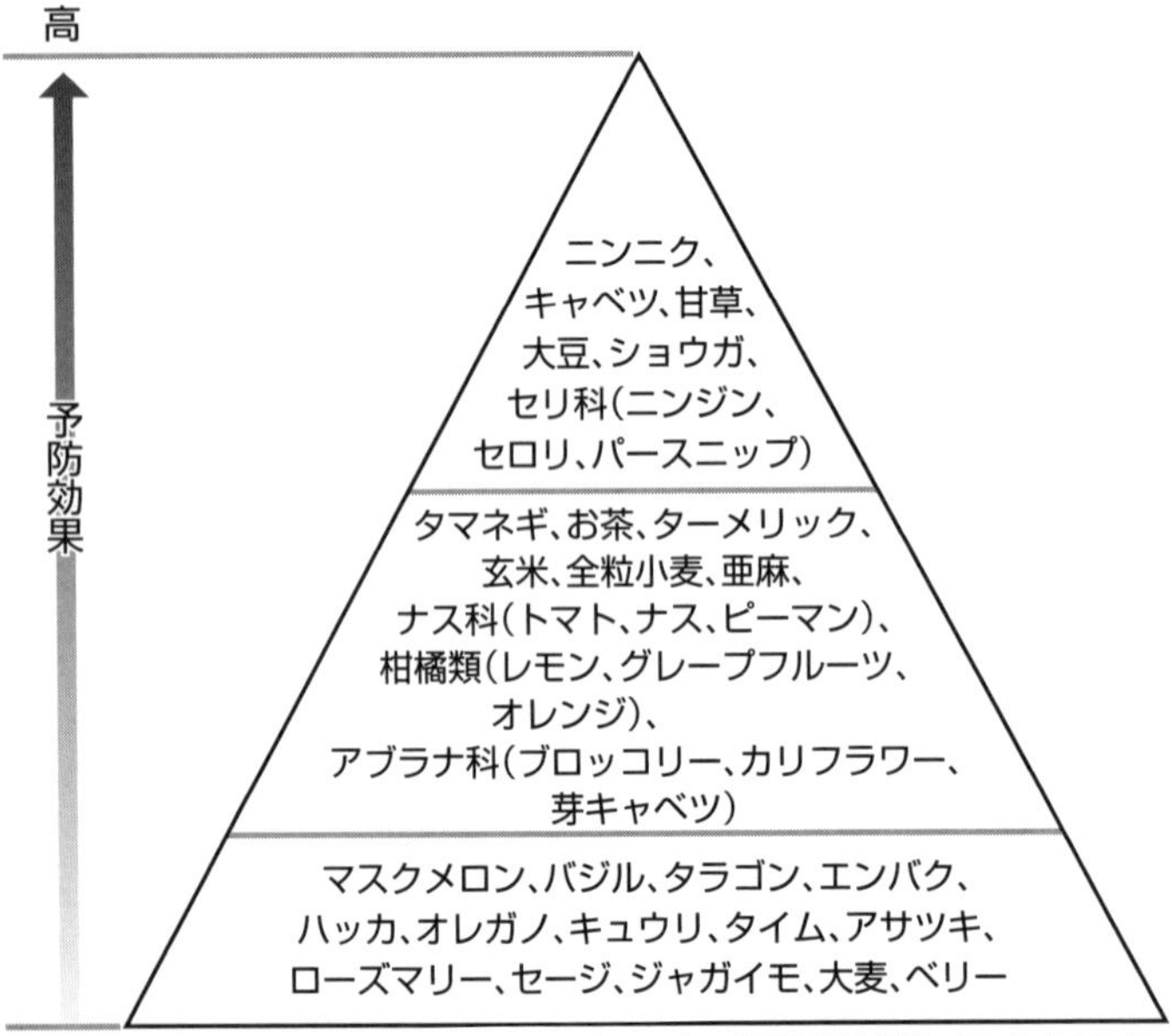

※上にいくほど予防効果が高いといわれている。

野菜・果物ジュース

野菜・果物を大量に食べるのは物理的に困難ですので、ジュースやスープにするとよいでしょう。

野菜・果物ジュースは自然の抗がん剤と呼ばれていますが、むしろ医者が処方する抗がん剤よりも各段に効果があると思います。

ジュースを飲んでも、がんにはあまり効果がないのでは？　という方もいらっしゃるのですが、ほとんど例外なく、飲む量が少なすぎます。

たいていは、せいぜい1日に500ミリリットルくらいなのです。2リットル以上を毎日飲まれているがん患者さんは、ほぼ確実に免疫力が増強しています（天然サプリメントを代用することで、ジュースの量を減らすことはできますが……）。

言うまでもなく、野菜・果物は自然農法などで作られたものを使うのが望ましいですし、それにこだわることも大切ですが、まず、大量に飲むことが一番大切です。

とは言え、現実的には難しい場合も時としてあります。

そんな場合には無理をせず、天然サプリメントで代用することも、最近では可能となりました。

ちなみにミキサーとジューサーを同じではないかと考える方もいらっしゃるでしょうが、まったく用途が違うものです。

ミキサーは、がん治療に必要なエキス（ビタミン、ミネラル、ファイトケミカル）だけを分別するものではなく、繊維質が多く含まれますので、エキスの吸収をむしろ悪くすることになります。

ただし、逆に繊維質を多く摂取したい場合には、ミキサーは非常に有効です。

つまり、ダイエットをしたい場合にはミキサー、がんを治すにはジューサーということになるのです。

天然サプリメントについて

活性酸素（110ページの＊8参照）の働きを阻害するためにも、細胞活性を旺盛にするためにも、ビタミンやミネラル、そして特にファイトケミカルや酵素が不可欠です。

十二分に栄養豊富な食材を摂取していれば、ことさらサプリメントをとる必要もないというのが理想なのでしょうが、がんの場合には、食事ですべてを補うことは、不可能です。したがって、がんを治すためには、食事のほかに天然サプリメントもとったほうが望ましいと私たちは考えています。

もちろんサプリメントをチョイスするには、必ず、天然由来のものにすることがポイントです。

合成のものには、ほとんどファイトケミカルや酵素が含まれていませんので、ビタミンの吸収や、その後の活性などは、天然のものに比べて、著しく低いと考えられています。また、最近ではファイトケミカルに抗がん作用があることも報告されています。

だとすれば、いよいよ天然サプリメントの意義が高まることになります。

中でも、このファイトケミカルや微量元素[*21]といわれるものは特に注目されています。「eークリニック」では、未《いま》だ解明されていない微量な元素や成分に注目し、これらを効率よく摂取するためのアドバイスも行っています。

もちろん天然サプリメントは、決して薬ではありませんので長期の摂取にも問題はありません。

バランスの取れた栄養価の高い食物だととらえていただければいいかと思います。

「腸能力」を忘れない

意外に盲点なのが、腸内環境です。

消化器系の腫瘍に限らず、がん患者さんの多くは、便秘、あるいは便通の不具合を訴えます。

腸内環境がうまく整っていなければ、いくらいい栄養素（食事、天然サプリメント）を摂取しても、消化吸収がうまくいかないというのは容易に想像できると思います。

それだけではありません。腸内には約１００兆個もの微生物が共生していて、私たちの自己治癒力を高めてくれています。

また、全身の半分を超える免疫細胞も腸内にいて免疫機能を維持してくれているのです。

つまり、腸管は、単なる食べ物の通り道ではないのです。それどころか、病気の予後（行く末）を大きく左右する、それほど重要な場所なのです。

便通がスムーズでない方、便臭がきつい方は、腸内環境がうまく整備されておらず、腸の能力が発揮できない状態なのです。

そんな場合には、プロバイオティクス、つまり微生物やその産生物質を用いて、腸能力を高めておいたほうが得策だということになります。たかが便秘、されど便秘なのです！

◎セルフ治療3　運動（血行、自律神経、気）

血のめぐり、自律神経のリズム、気の流れの改善

前述しましたが、私たちの身体は、約60兆個もの細胞から成り立っていると言われています。また私たちの腸内には、約100兆個の細菌たちが共生しています。

これら60兆個＋100兆個の細胞・細菌たちが、うまくその機能を発揮してこそ、私たちは元気に毎日を過ごすことができているのです。

当然のことながら、ただただ60兆個＋100兆個の細胞・細菌を寄せ集めたとしても、生命体1つすら創ることはできません。

この膨大な数の集合体が1つの意味のある生命体を保つためには、とんでもなく精巧なコントロールシステムが不可欠です。

そのコントロールシステムを担っているのが、血行、自律神経のリズム、そして気（生体エネルギー）の流れなのです。

そして、このコントロールシステムの総合力のことを便宜上、私たちは「自己治癒力」と呼んでいるのです。

まずは、摂取した食物がうまく消化吸収されるために、腸内環境が大きな役割を担っています。さらに吸収された栄養素や、肺から吸収された酸素が、全身の組織の隅々にまで行き渡るために、そして、不要な老廃物や有害な異物をできるだけ回収するためには、滞りのない血流が不可欠なのです。

また身体の「オン・オフ」も大切です。

「オフ」にはしっかりと身体を休め、傷ついた部分を修復する必要がありますし、明日の「オン」に備えて、免疫力も回復させておかなければなりません。そのためにも「オン・オフ」のリズムは非常に大切です。

その「オン・オフ」の切り替えを担ってくれているのが「交感神経」と「副交感神経」、すなわち「自律神経」なのです。

さらには組織と組織、細胞と細胞などの連携がうまくいかなければ、これほど複雑多岐にわたる生命体をうまく機能させることは不可能です。

その連携をうまく司るのが、いわゆる生命力と言われているもので、中医学では気（生体エネルギー）と呼ばれてきたものです。

最近、この気（生体エネルギー）の正体は、おそらく「量子」、「光子」といわれるものの流れではないかと推測されています。主として結合組織（生体マトリックス。200ページ参照）の中を、光や電気のように流れているのではないかとも言われています。

したがって、血行が悪くなったり、自律神経のリズムが崩れてしまったり、気の流れが悪くなったりすると、身体の正常な営みが著しく妨げられることは、容易にイメージできるかと思いますし、現にさまざまな支障がでてくるのは当然のことなのです。

私たちの社会にたとえるならば、社会の秩序が乱れ、道路網や通信網が寸断されるに等しいことなのです。中医学の1つの考えですが、血のめぐり、気の流れが滞ることが、ほとんどの病気のきっかけになっているというものがあります。

確かに、がん患者さんのほとんどが、血行障害や、気の不足を起こしています。

そして、この血行障害を改善し、気を高めることによって、免疫力が増強することも確認されています。

人は、食べて動けることが基本です。動かないと、免疫力は著明に低下していきます。

人は動けるうちは死なないとよく言われますが、至言だと思います。

元気がなくなるからベッドに横たわるのではなくて、ベッドに横たわるから元気がなくなるのだとも考えられています。身体を動かすとは言っても、激しい運動は必要ありません、歩くことから始めてもいいでしょう。

歩くというのは、本当に一番シンプルで、一番効果があると思います（いっきに歩かなくても、回数を分けて少しずつ歩いて構いません）。

また、姿勢も大切です。

背筋を伸ばして、目線を少し上にすること。それだけでも気の流れがよくなり自己治癒力は高まります。腹式呼吸（深呼吸）をしたり、ふくらはぎマッサージをするだけでも、血のめぐりもよくなり、気が高まります。

また、就床時に少し下肢（脚）を上げておくだけでも血のめぐりは格段に改善されます。

もちろん、ストレッチ運動やツボ刺激などを行い、結合組織（生体マトリックス）やツボを刺激することによって、気が高まり、免疫力がアップすることも最近わかってきています。

姿勢

血のめぐりはもちろん、気の流れをよくするためにも、姿勢が大事です。前かがみをやめ、背筋を伸ばしてみましょう。それだけで、血のめぐりや気の流れがよくなると言われていますし、実際に、リンパ球の数が上昇する、と中医の医師らは報告しています。人はどうしても、ふだんはうつむき加減になりがちです。そうすると、身体も縮こまってしまいます。

つまり、血のめぐりも気の流れも悪くなり、ひいては自律神経のリズムも崩れやすくなってしまいます。

折に触れ、自分の姿勢を見直し、伸びをしたり、空を見上げたり、そんなちょっとした気遣いが、意外に効果があるのかもしれません。

下肢拳上《かしきょじょう》、ふくらはぎマッサージ

就床時には、両脚を少し上げてみましょう（15度くらい、心臓の位置より少し高くなるように）。

　また、ふくらはぎを足首から膝に向けて強めにマッサージしてみましょう。きっと気持ちがよくなるはずです。

　ふくらはぎは、第２の心臓と言われているように、大量の血液（体液）が常時たまった状態になっています。

　しかも、ふくらはぎは常に身体の下側にありますので、たいていの場合、流れが滞りがちになるのです。女性にみられる冷え性なども、下肢、特にふくらはぎにたまった血液の戻りが悪くなっているためなのです。

　この、たまった大量の血液をマッサージすることによって心臓に戻してやると、さらに全身の血流がよりスムーズになってきます。

　この方法（次のページのイラスト）はいたって簡単で、１日に10～20分、片足ずつ足首（アキレス腱のあたり）から、膝に向かって、ゆっくりとマッサージすると効果的です。

　ふくらはぎの筋肉がほぐれる、風呂上りがいいかもしれません。

★ふくらはぎマッサージ

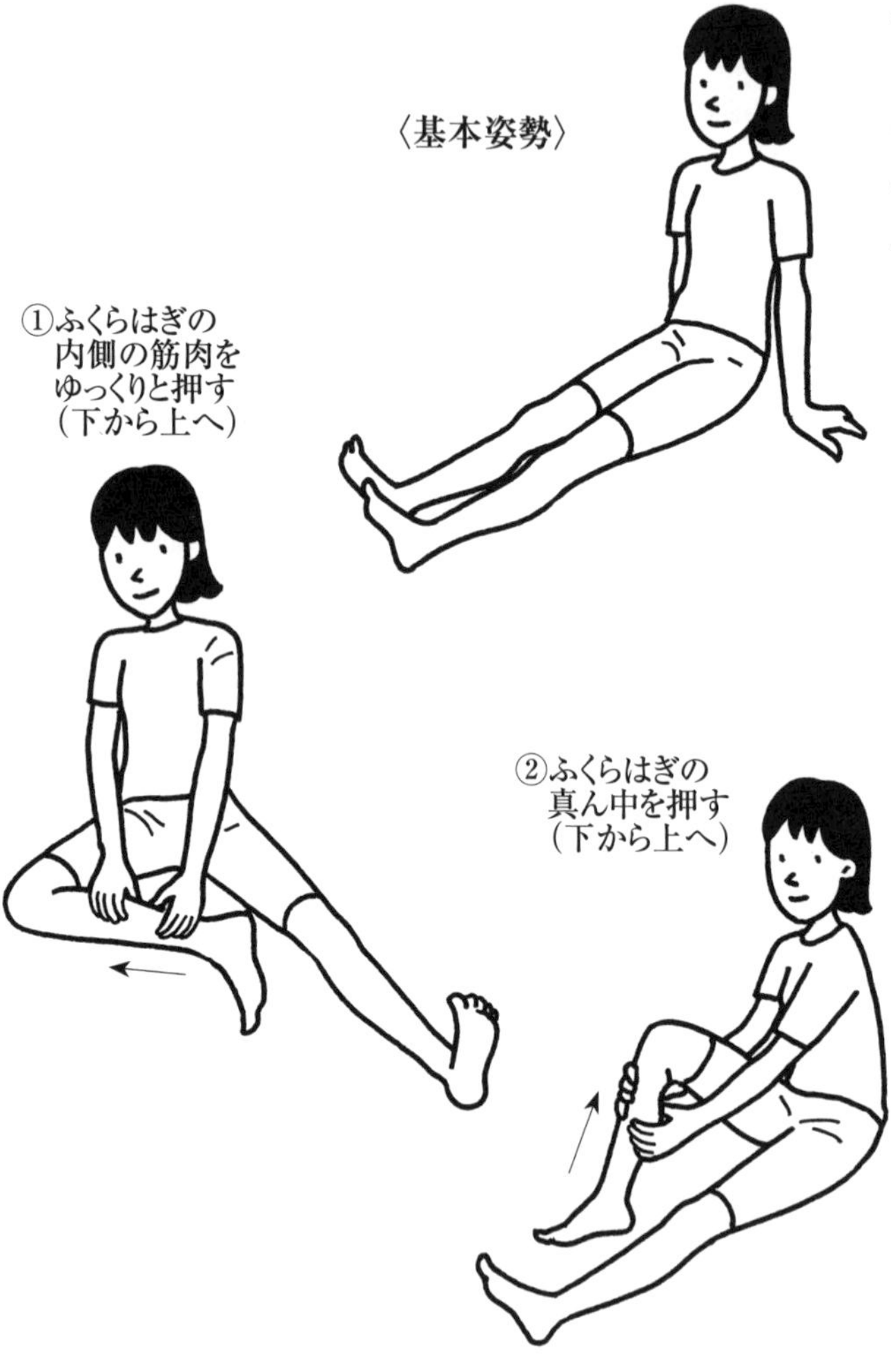
〈基本姿勢〉
①ふくらはぎの内側の筋肉をゆっくりと押す（下から上へ）
②ふくらはぎの真ん中を押す（下から上へ）

③横座りをして
ふくらはぎの
外側を押す
（下から上へ）

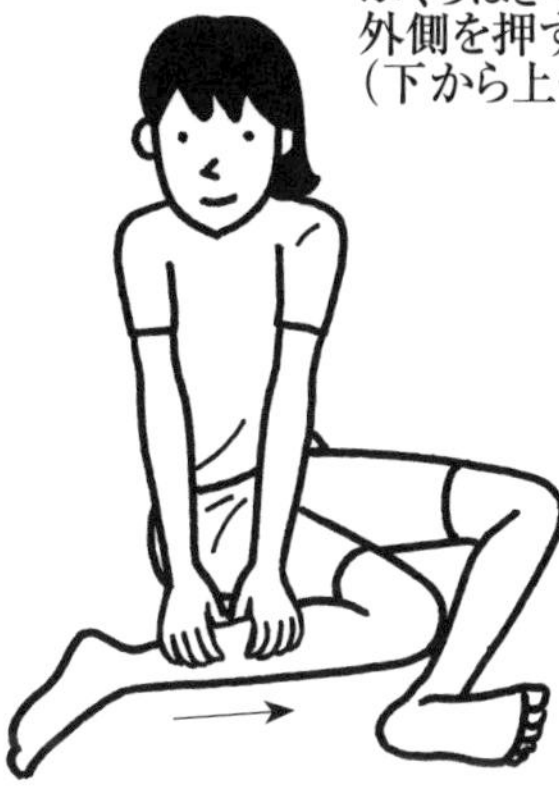

④アキレス腱を
つまむようにして
よくもむ
（下から上へ）

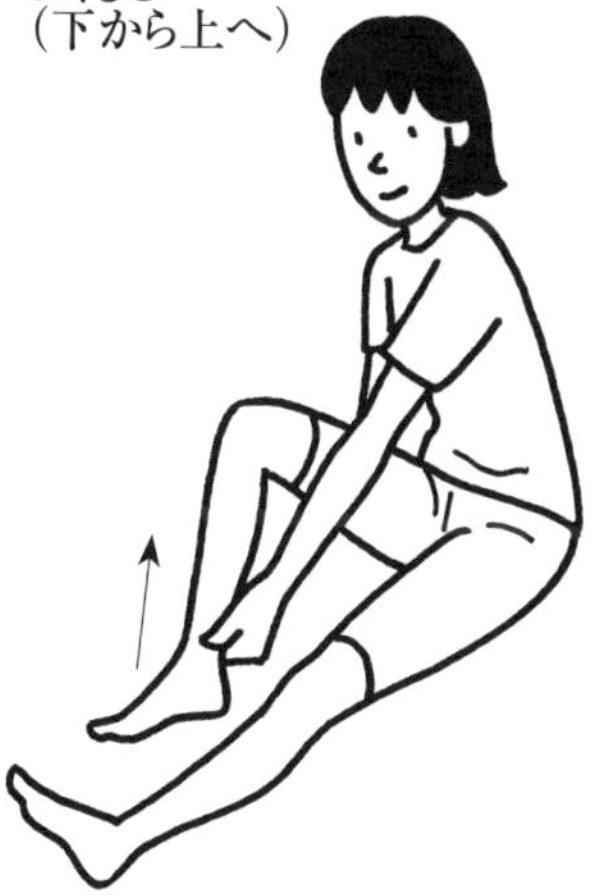

⑤後ろ足のふくらはぎと
アキレス腱を伸ばして
終了

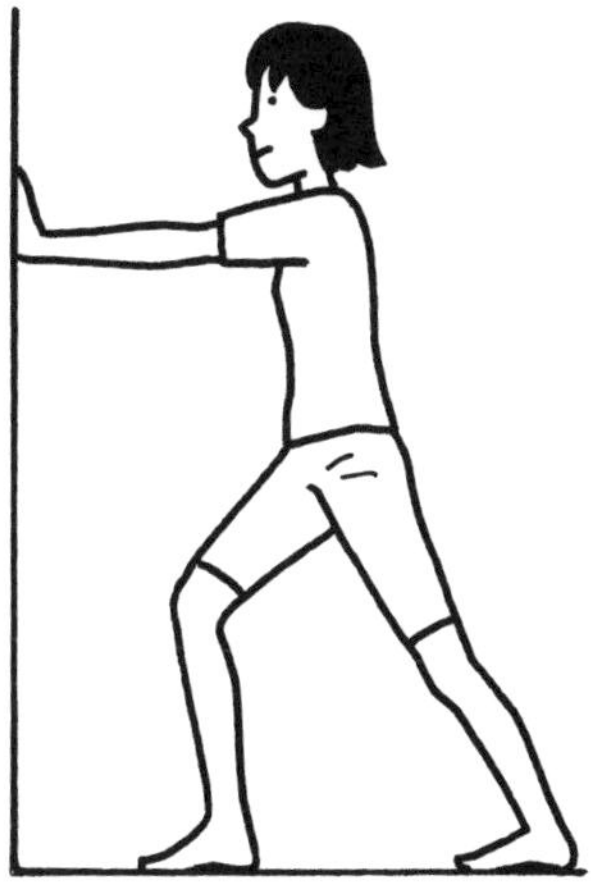

ツボの刺激

「百会《ひゃくえ》」と「四神聡《ししんそう》」（左ページの下図参照）というツボを、つま楊枝（20本くらいを輪ゴムで束ねる）の先などで、痛み刺激を加えると、免疫力（リンパ球数）を高める効果がありますので、ぜひ試してみてください。

私たちの体には、1000以上ものツボがありますが、このツボを刺激（痛み、圧力、温冷……）しますと、気の流れがよくなり、自己治癒力が高まると中医では考えます。

そのツボの中でも最大級のものがこの「百会」であり、そのまわりの「四神聡」と協働で、身体に気を取り入れたり、気の流れをよくしたりする働きがあるとされています。

他にも数多く気の流れをよくしてくれるツボがあります。

たとえば、大椎《だいつい》（頭を前に倒した時に首の後ろに飛び出る骨の下）、曲池《きょくち》（肘を曲げると側面にできるくぼみ）、合谷《ごうこく》（手の甲側の親指と人差し指の骨が交わるくぼみ）、足三里《あしさんり》（膝頭の外側の出っ張った骨のすぐ下のくぼみ）……など、もちろんこれらも刺激するといいかと思います。

★ツボ刺激

方法	「百会《ひゃくえ》」と「四神聡《ししんそう》」を、つま楊枝(20本くらいを輪ゴムで束ねる)の先などを使って、痛み刺激を加える
場所 (ツボ)	**●「百会」** ・頭のてっぺんの、少しへこんでいるところ ・左右の耳の一番高いところを結んだ線と、正中線(身体を左右対称にした中央の線)の交わるところ **▲「四神聡」** ・百会の前後左右、1寸《すん》(約3センチ)にあるツボ
回数	時間のある時に何回でも
注意	刺激する際には、皮膚を傷つけない程度にしてください

●＝百会　▲＝四神聡

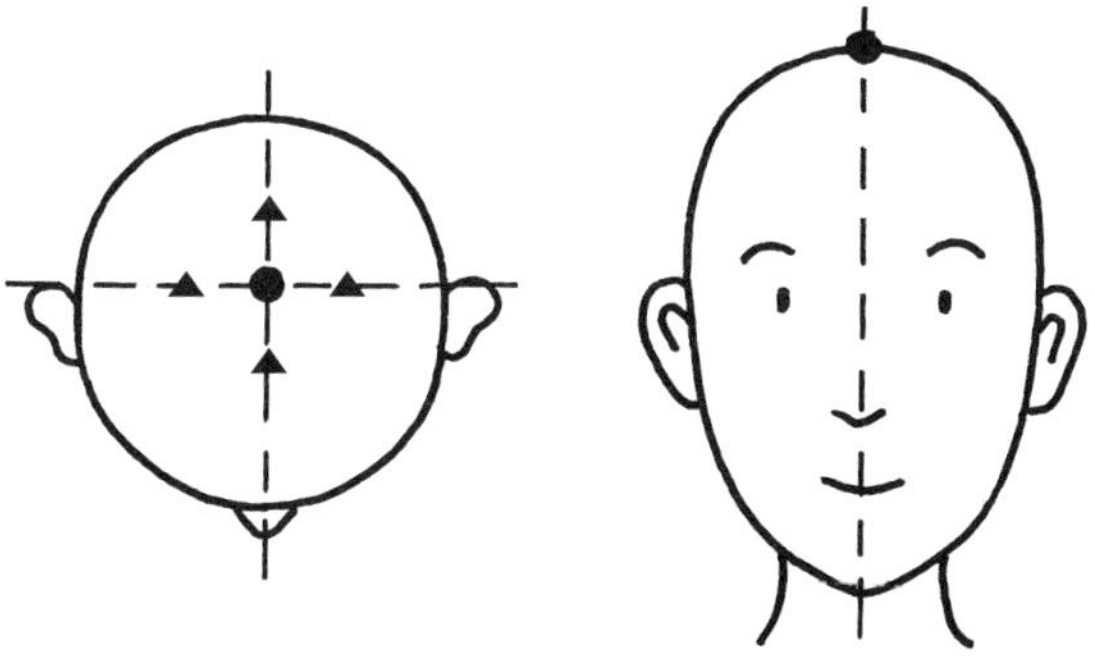

腹式呼吸

「息を吐く時にお腹をへこませ、吸う時にお腹を膨らませる」のが基本です。お腹を出したり、引っ込めたりさせ、横隔膜を上下させることにより呼吸します。「吸う時は鼻で」「吐く時は口で」が基本ですが、「鼻で吸い、鼻で吐く」でもかまいません。「吐く」と「吸う」は「2対1」と考え、6秒で吐き、3秒で吸うといいでしょう。

腹式呼吸は、吸うことよりも吐くこと、特に「長く遠くへ吐くこと」がポイントです。

1日に何回でもかまいませんが、少なくとも30回以上はゆっくりとやってみてください。

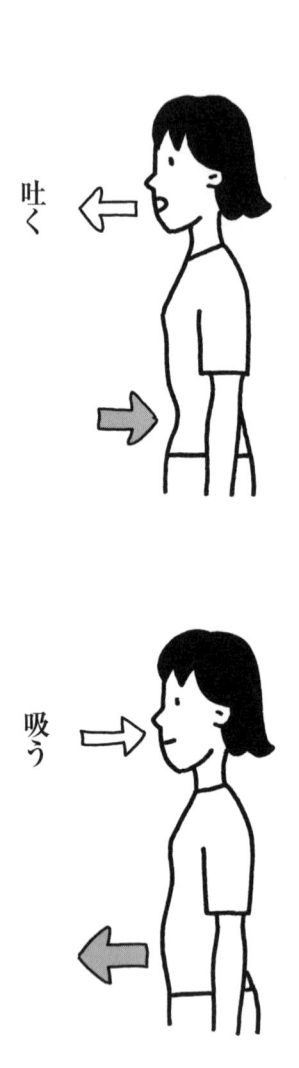

ストレッチ運動

時間のあるときには、ストレッチ運動がおすすめです。いつでもどこでも何度でもできます。やり方はいたって簡単です。ただ筋肉を伸ばせばいいだけのことですから、最初はまっすぐ手を伸ばしてグー・パー、グー・パーの繰り返しでもかまいません。もちろん伸びをしたり、首を反《そ》らせたり、両腕を高く後ろに反らせたり、やり方は自由です。

最近の研究では、ストレッチ運動を続けると免疫力が高まるという成果も報告されていますが、私たちの研究でも、リンパ球数が有意に上昇することを確認しています。

このことは、生体マトリックスと言われる結合組織が強化され、気の流れがよくなるという最近の仮説ともよく符合します。

爪もみ

爪もみは、自分で簡単にできる「自律神経免疫療法」[*22]です。爪もみを始めるとすぐに、手の先がぬくもり、次第に全身がぽかぽかと暖かくなってきます（次のページの図参照）。

●刺激する場所

もむのは、爪の生え際の両角です。

爪もみでは、薬指をもむことを避ける考え方もありますが「e-クリニック」では、バランスも重要と考えているため、すべての指をもむことを推奨しています。

（番号は、わかりやすくするためのものです）

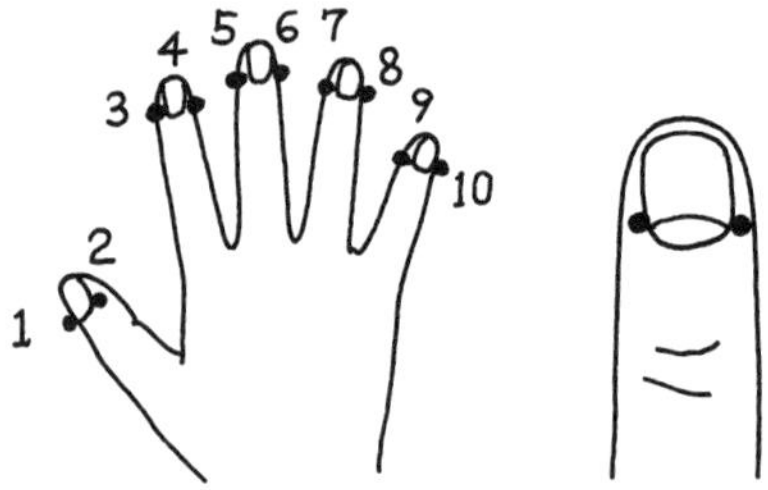

●刺激の仕方

爪の生え際の角を、反対側の親指と人差し指で両側からつまみ、そのまま痛いくらいの強さで押しもみします。

あまり厳密な位置にこだわらなくても、刺激は十分伝わります。

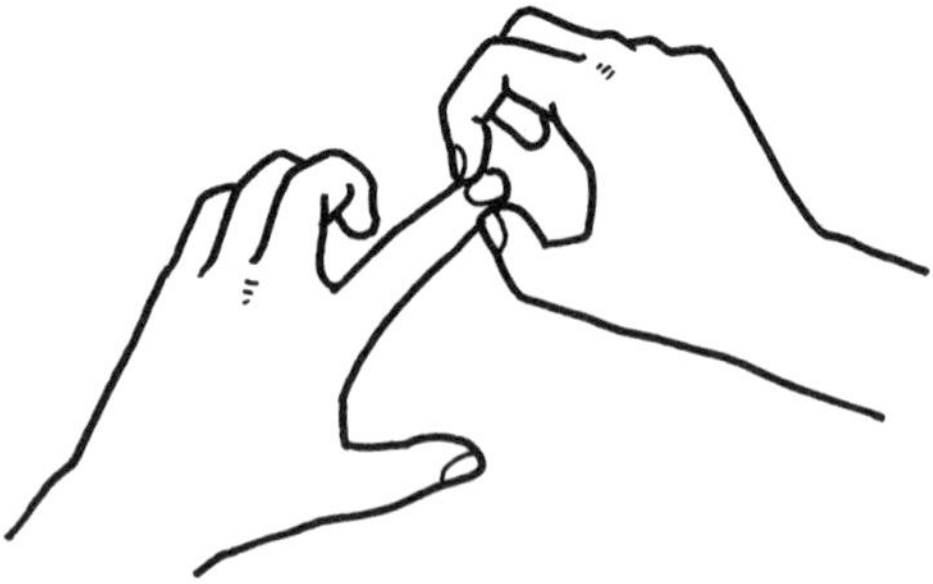

自律神経のリズムがよくなり、あわせて全身の血のめぐりがよくなるからだと考えられています。

この爪もみも時間のあるときには、ぜひやっていただきたいものです。

易筋功《いきんこう》

易筋功は、気功の1つである(小周天《しょうしゅうてん》)の理念を中心に、少林寺や太極拳を組み合わせ、しかもそれらを簡素化して誰もが簡単にできるように、「e－クリニック」のスタッフである牟《む》暁陽《しょうよう》中医師らがあみだした、整体手法の1つです。この方法は、

・自己治癒力を著明に高める(整体機能)
・がん治療の回復を早める(免疫力を高める)
・肩こり、頭痛、腰痛、目のかすみ、耳鳴りなどの不定愁訴を改善する

などの効果が期待できます。ちなみに「気功」には、さまざまな流派や方法がありますが、ここで紹介する「易筋功」は、自宅で簡単に行えるものの1つです。立位でも座位でも構いません。1日1回以上、特に寝る前が効果的です(次のページ以降の図参照)。

1. ゆっくりと深呼吸（腹式呼吸）。特に吐くことを意識する

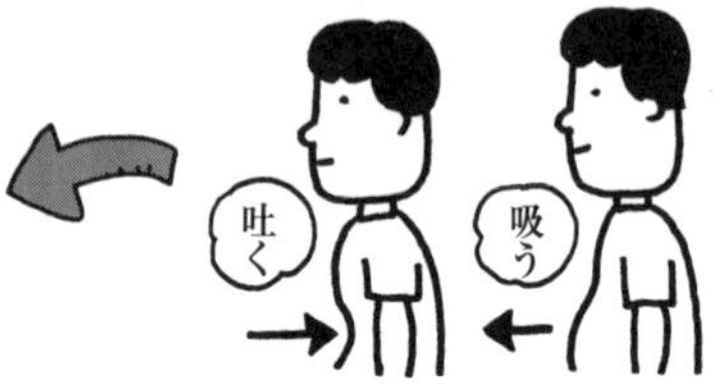

2. 胸の前で合掌し、掌《てのひら》が温かくなるまでこすり合わせる

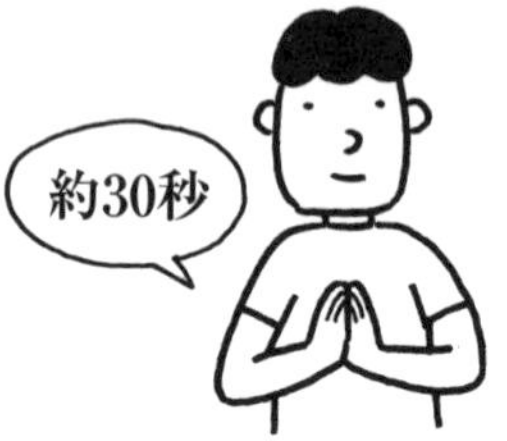

3. 掌と掌を合わせる（右が上、左が下）
①右掌を、左腕の内側に沿って、指先から肩、肩甲骨《けんこうこつ》までゆっくり上にスライドしていく
②今度は、左の掌を下にかえして（＝手の甲を上に向けて）、右掌を、左腕の外側に沿って、指先までゆっくり戻していく

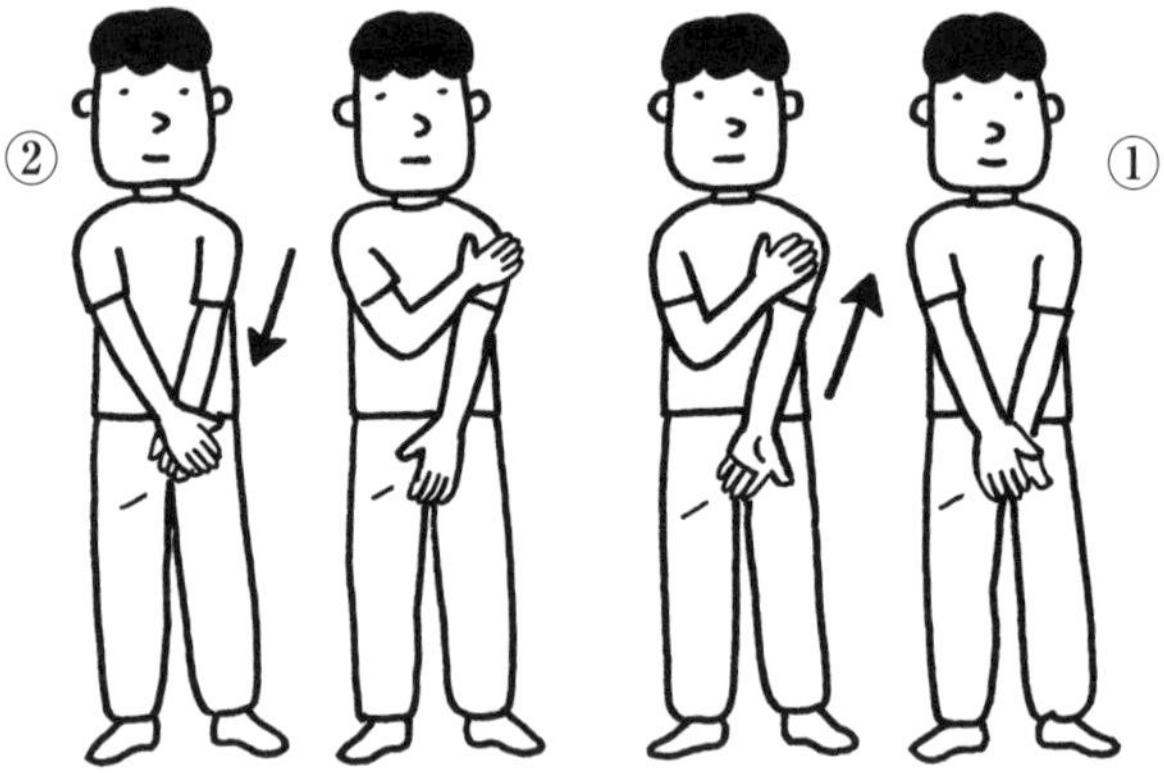

4. ①②を繰り返す。左右逆も行う

5. 再び2を行う

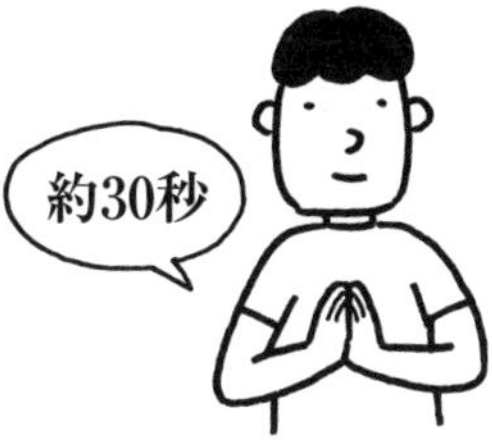

6. 左掌を左上の胸腹部（左肩から右脇腹まで）に置いてななめにスライドする。これを繰り返す

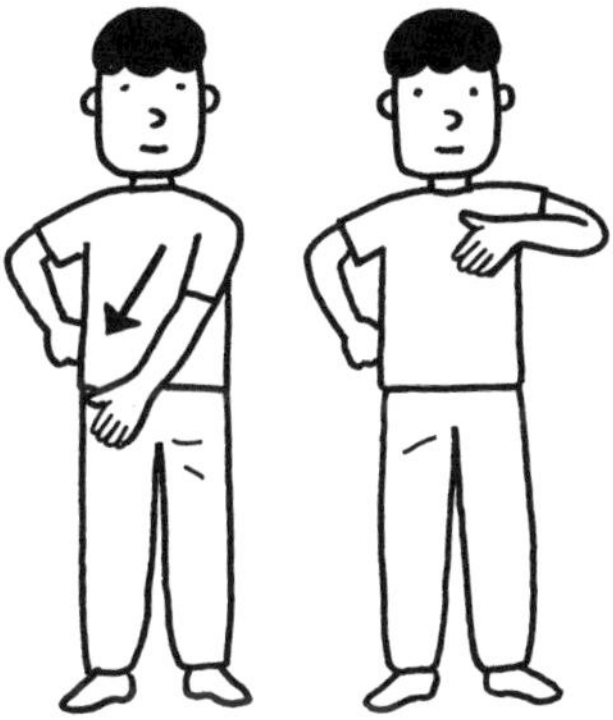

7. 右掌を右上の胸腹部（右肩から左脇腹まで）に置いてななめにスライドする。
これを繰り返す

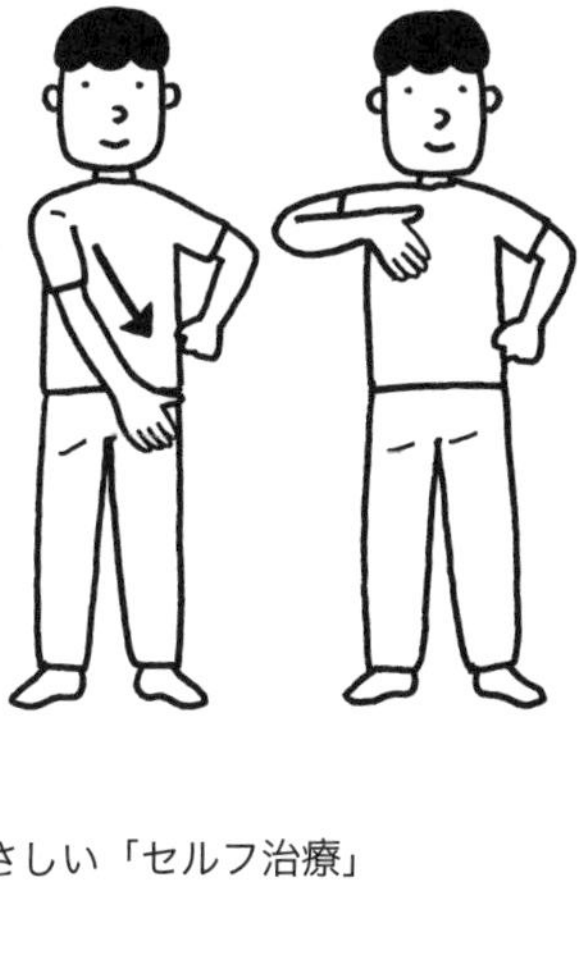

次ページに続く

8. 再び2を行う

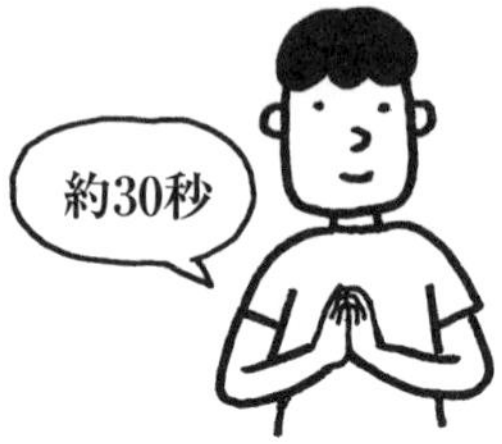

9. 腰の少し上に両掌をあてて、上下にスライドする。これを繰り返す

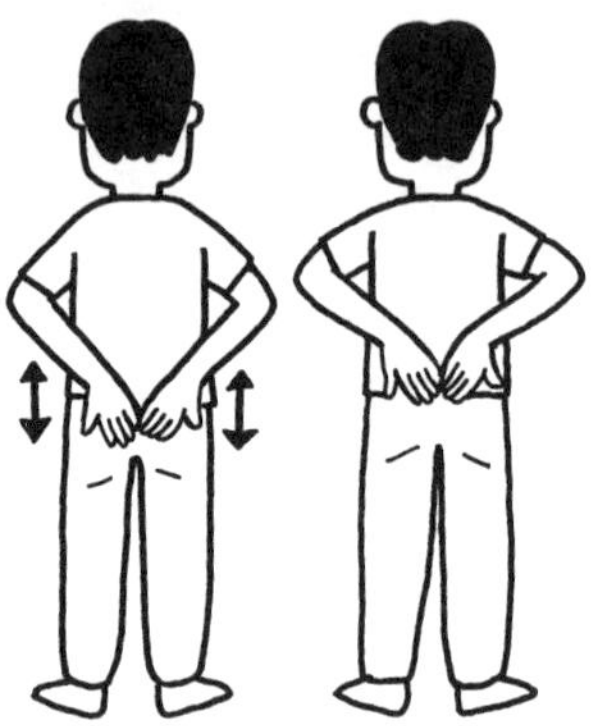

10. 再び2を行う

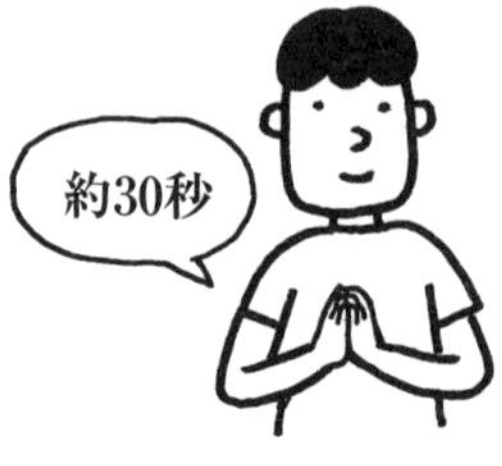

11. 首の後ろに両掌をあて、下から上にスライド
(首の後ろ→頭頂部→額)。
これを繰り返す

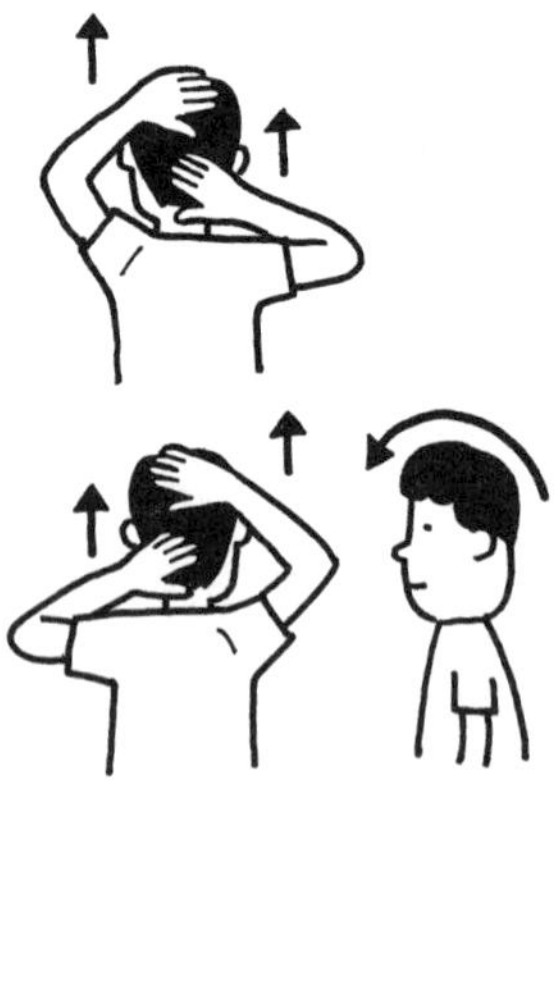

12. 再び1を行う。
ゆっくりと深呼吸する
(腹式呼吸)

★適宜、下記を追加しても構いません

・顔面をスライド（両掌を額からあごにかけて）
……特に、頭痛や、目の疲れ、かすみによい

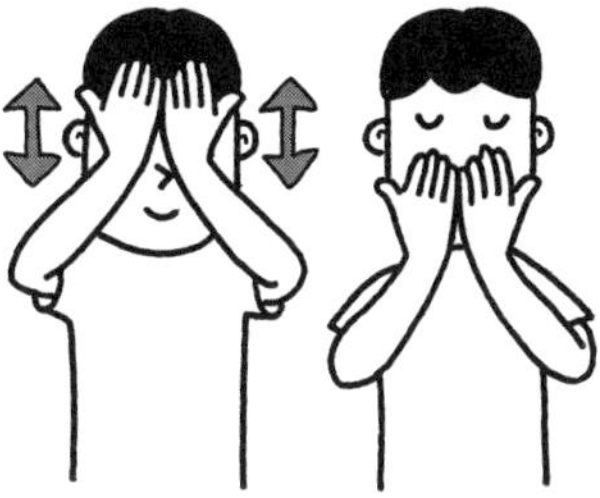

・耳たぶの後ろの部分をスライドする
……特に、耳鳴り、難聴、めまいによい

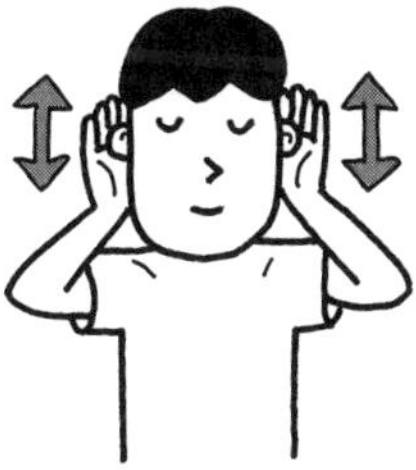

ポイント

・スライドは、力を入れて行う
・背中側は、下から上への動きに力を入れる
・腹部側は、上から下への動きに力を入れる
・スライド時間は短縮してかまわないが、
　最低30秒以上は行う

ちなみに次のグラフは、ある老人ホームで暮らす高齢者の方にボランティアになっていただき、「1日20分、朝・夕2回」易筋功を1ヵ月間、実施していただいた結果を示したものです。リンパ球数（免疫力）、ヘモグロビン（貧血）、体温（免疫力　血行）が上昇していることがわかります。ぜひ、1日に1～2回、ためしていただきたいと思います。

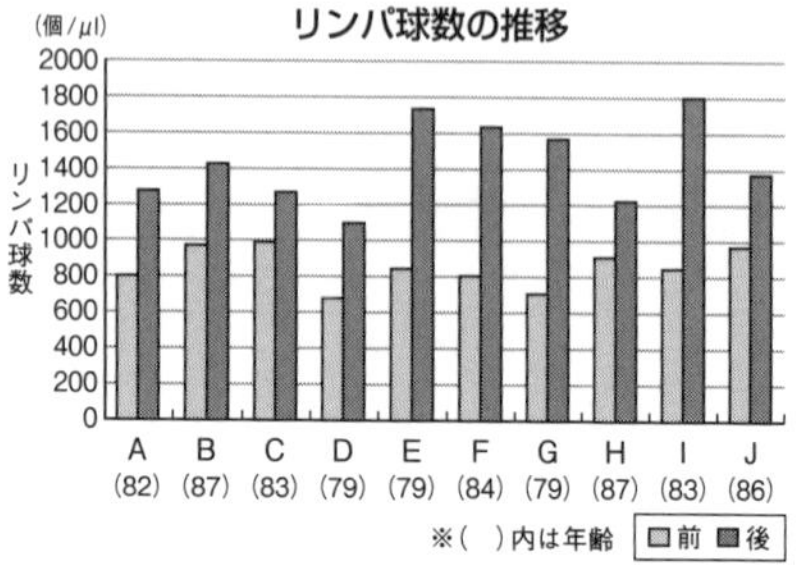

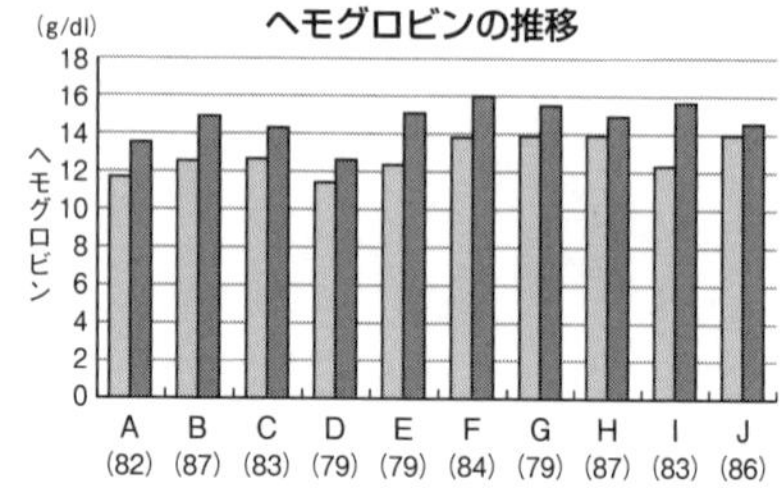

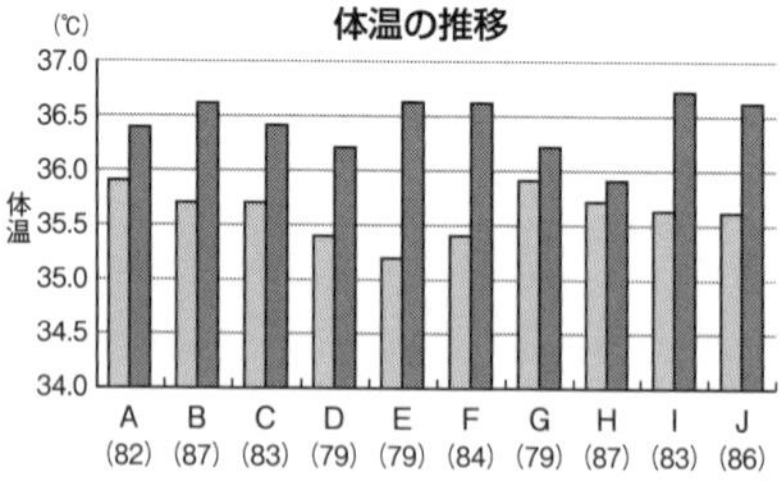

温冷浴

温冷浴も簡単にできるものです。入浴の際に、湯（温）と水（冷……家庭ではシャワーで代用）と交互に入浴するだけです。

方法	「湯」から始め、「湯」↓「水」↓「湯」と交互に繰り返し、最後は「水」で終わる
回数	計6～10回程度(各回、1分程度)
温度	水温は15度以下。湯温は40度前後

〈例〉　6回の場合

湯 → 水 → 湯 → 水 → 湯 → 水

たったこれだけで、自律神経を刺激し、血液循環を促進し、新陳代謝を活発にし、自己治癒力（気、生体エネルギー、復元力）を増進するという画期的な手法です。ぜひ日常習慣の中に取り入れていただければと思います。

体調チェック

定期的に、検査を受けてチェックしていくこともちろん大切なのですが、体調の変化だけでも簡単に、ある程度は病勢を推し量ることができます。

寝覚めがよく、食欲があって、便通がスムーズ、不快な症状や痛みもなく、意欲があって、夜はよく眠れる……。そして、体重の変化もあまりなければ、まずは経過良好と判断していいと思います。

さらに、リンパ球数、腫瘍マーカー値などの経過を追いかけていけば、ほぼ確実に病勢が把握できると思います。

一方、定期的な健康診断などで測る、みなさんもよく目にするごくごく一般的な検査項目、たとえばALB(アルブミン)、Hb(ヘモグロビン)、CRP、FBS(空腹時血糖)、LDL、GOT(AST)、GPT(ALT)、γ—GTPなども、見方によっては病勢を見極めるいい指標になります(193ページの表参照)。

ちなみに、ALBやHbは、栄養状態のチェック指標にもなりますし、CRPは慢性炎症が体内でくすぶっているかどうかの簡便な指標にもなります。FBSが高いとインスリン値も高いと推測され（インスリン値も測れますが一般的ではありませんので……）、自己治癒力の低下が疑われます。ＬＤＬは、みなさんもよくご存知の悪玉コレステロールなのですが、体内の酸化の度合いを推定することもできます。

もちろんＬＤＬが高ければ、体内の酸化度が高く、自己治癒力の低下が懸念されます。さらに、病勢が悪化する時には、往々にして肝臓の機能が悪くなります。そのチェックにはＧＯＴ、ＧＰＴ、γ―ＧＴＰの変化が有効です。

いずれも、リンパ球数や腫瘍マーカー値と同様、その数値も大切なのですが、それ以上に変化が大切です。ぜひ、経時的に追いかけていきながら（記録するなど）、横ばいなのか、右肩あがりなのか、右肩さがりなのかを常にチェックしてください。

なお、左の表はチェック項目を一覧にしたものですが、基準値（正常値）は標準的なものであり、医療機関・検査機関などによって違いがあります。あくまでも、各自の数値の変動に注意してください。

●血液検査でわかる免疫チェック

★がんのチェック項目

・腫瘍マーカー —— 基準値以内が理想ですが、減少傾向であれば、問題ありません。

・リンパ球数 ——— 2000〜3000／μl を目標に

★免疫力のチェック項目（数字は正常値）

・ALB（アルブミン）—— 4g／dl 以上
………栄養状態のチェック

・Hb（ヘモグロビン）——— 13g／dl 以上
………栄養状態のチェック

・CRP（C反応性タンパク）— 0.3mg／dl 以内
………慢性炎症のチェック

・FBS（空腹時血糖）——— 109mg／dl 以内
………自己治癒力のチェック

・LDL（悪玉コレステロール）— 140mg／dl 以内
………酸化のチェック

・GOT＝AST（肝機能）—— 40 Iu／l 以内
………病勢の悪化のチェック

・GPT＝ALT（肝機能）—— 40 Iu／l 以内
………病勢の悪化のチェック

・γ-GTP（肝機能）——— 50 Iu／l 以内
………病勢の悪化のチェック

3　「セルフ治療」にまつわる話

「補完代替療法《ほかんだいたいりょうほう》」について

「補完代替療法」（統合療法）とは、現在の医学や科学ではその有効性が証明されていない治療法のことです。中国の「中医」や、インドの「アーユルベーダ」、また、ハーブ療法なども、これにあたります。

これまでは、「代替療法」と呼ばれていましたが、西洋医学にとって代わるわけではなく、むしろ足りない部分を補う役目をしているということから、今は「補完代替療法」に統一されつつあります。

また最近では、「補完代替療法」そのものを論じ、検証する本なども出版されて話題になるなど、賛否両論、さまざまな見解が展開されています。

今のところ、「代替療法はあやしい！」とか、「西洋医学こそが本道だ！」などという見方が、まだまだ一般的だと思いますし、仕方ない部分も確かにあるかとも思います。

なぜなら、補完代替療法を担う人たちのなかに、はなはだあやしい人たちが多いという紛れもない事実があること、そしてもう1つは、「（医療には）正しい治療法というものがあって、正しい治療法でこそ病気は治る」という既成概念が、いまだに支配的だからです。

しかし、時代は常に変化しています。今はその過渡期なのかもしれませんが、この「正しい治療法でみんなが治る」という既成概念じたいが、もはや時代遅れになりつつあるのです。つまり、病気の種類が昔の感染症などとは異なり、きわめてプライベートなものに変わりつつあるからです。

今の病気の大半をしめる、がんをはじめとする慢性疾患は、きわめてプライベートな病気です。感染症のように、人から人にうつるとか、1つの原因で引き起こされるという、そんな単純なものではなく、個人個人の生活習慣、考え方、ストレスへの感受性、遺伝的な背景などの多岐にわたる要因から、しかも長い年月を経て、病気にいたるわけです。

したがって、たった1つの治療法によって、すべての人たちが治る方法など、あるわけがありません。

ただ昨今は、「科学的根拠（エビデンス）に基づく医療」（204ページの＊15参照）を正当化するのに最も有力な手段として、「ランダム化比較試験」[*23]が異様に幅を利かしています。まるでＲＣＴで評価されない治療法は、すべてダメだと言わんばかりの勢いです。もちろんＲＣＴはすばらしい評価方法です。しかし、それはあくまでも病気が１つの治療法で治せるという大前提にたった場合の話なのです。

たとえばＲＣＴで治療法Ａが効果なしと判定されれば、治療法Ａは永遠に失格となります。もちろん治療法Ｂも、治療法Ｃも、単独で効かなければ同じ運命をたどります。では、ＡでもＢでもＣでも、単独では効かなくても、ＡとＢとＣを組み合わせれば効く場合はどうなるのでしょうか？

つまりＲＣＴは、そんな場合を全く想定していない評価方法だということなのです。となると、ＡとＢとＣ……を用いた総力戦は、ＲＣＴでは評価できないということになり、科学的な根拠がないというお墨付きをもらうことになってしまうのです。

多くの人は、保険診療に慣れているため、保険診療で認められる治療法こそが正しいものだというような、そんな錯覚に陥るのも無理はありません。

現代の病気、特にがんは、既成の治療だけでは、なかなか治癒させるのは難しく、どうしてもオーダーメイドな治療法が不可欠なのです。それは、がんの原因がさまざまであることから、すこし冷静に考えてみれば誰でも納得のいくことだと思います。

そろそろ私たちも、古い考えを脱ぎ捨てて、新しい考えに着替える時なのかもしれません。そのきっかけの1つが中医学（中医処方薬、鍼灸、気功）の導入だと私は考えています。よくよく考えてもみてください。西洋医学は、たかだか200年あまりの歴史ですが、中医学は約4000年の時を淘汰《とうた》され、生き延びてきた実学なのですから。

ちなみに日本でも、「補完代替療法」の導入が徐々に検討され始めているようですが、スイスでは、2009年5月に、国民投票が行われ、高い支持率で、補完代替療法が、政府の正式な医療として認められました。

そしてアメリカでも、国立衛生研究所に補完代替医療センターができ、多くの州で認可され始めていますし、ハーバード大学をはじめとした多くの大学や研究機関でも研究が始まっているのです。

「西洋医学」と「中医学」の違い

西洋医学は、「生命は物質であり、物質ですべてが説明できる。だから病気も物質（物理的）として説明でき、したがって物質で治すことができる」と考えます。

いっぽう中医学（中国伝統医学）は、「生命には、物質の他に気（生体エネルギー）が不可欠であり、病気は気の不足や滞りととらえ、したがって気の不足や滞りを改善することで病気は治る」と考えます。つまり、中医学には物質だけでなく、もう1つ、気（生体エネルギー）という考えが必要になってくるのです。

したがって手術や放射線、そして薬などの、目に見える物質的な手段だけではなく、気という目に見えない力も治療の有力な手段になりうると考えるわけなのです。そして、その気を高めたり、流れをよくしたりする手段として、中医学があります。

ちなみに「中医（学）」は、日本の「漢方」と混同されがちですが、実は似て非なるものです。

江戸時代に蘭方《らんぽう》医学（いわゆる西洋医学）が日本に導入された際に、もともと日本にあった医学を、漢方（当時は、中国の漢の時代の医学を取り入れていたため）と称したのが、「漢方」という名前のはじまりといわれています。

では、漢方と中医はどこが違うのでしょうか？

まずは考え方が異なります。主に病院などで処方される漢方は、基本的には症状と病名から治療（処方）がスタートします。したがってある意味、対症療法とも言えます。

いっぽうの中医は、病名などにこだわらず、今の身体の状態を診て（脈や舌の状態、さらに気の量や流れなど……）、元々の体質「証」といわれるものを勘案しながら、本来の健全な状態に戻すことを治療ととらえます。

したがって、身体の根本治療と言うこともできます。つまり、同じように生薬を用いるのですが、中医と漢方とでは病気に対するとらえ方がまったく異なるのです。

また実際には、漢方と中医では、使う（使える）生薬の数も異なります、漢方は400種類くらいの限られた生薬のレパートリーの中から処方を考えなくてはいけませんが、中医で用いられる生薬の数には限りがありません。

もちろん、1人の中医師が理解できる生薬の数には限界がありますが、それでもベテランの中医師であれば1万種類くらいにはなると言われています。

そんな中から、患者さんの体質と今の状態に合う生薬の組み合わせを考え出し、できるだけ副作用を生じないようにしながら、自己治癒力（気）を高めていこうという、まさに究極のオーダーメイド医療を具現するのが、この中医治療なのです。

もちろん、中国でがん治療に用いられている「中西医結合治療」というのは、西洋医学と中医学を結合させた治療のことであって、漢方のことでは決してありません。

「気」の通り道が見つかった？

ここで、少し難しいけれど、大変興味深い話をしましょう。

これまで、血管と臓器のクッションの役割をしているだけだと思われてきた「結合組織、生体マトリックス」（タンパク質の1つである、コラーゲンが、大部分を占めている）といわれるものが、クッション以外にも、重要な働きをしていることが次第に明らかになり、にわかに脚光を浴びてきています。

特に、自己治癒力とか生命力とか、そういうものを大きく左右するぐらい、とても大事な働きがあるのではないかと、考えられているのです。

たとえば、栄養の通り道、酸素の通り道、老廃物の通り道という大切な働きも担っています。この働きがスムースにいかないと、臓器の働きがうまくいかなくなるのは、容易に想像できると思います。

その他にも、そしてこれが一番重要な働きではないかと目されているのですが、実はこの結合組織こそが、気（生体エネルギー）の重要な通り道ではないかと推測されているのです。

今となっては、気の存在を疑う科学者はほとんどいないと思いますが、その正体はまだ明らかにはなっていません。ただ最近では、気（生体エネルギー）の正体は、光のような「量子」の流れではないかと推測されていて、そして、体内におけるその主な通り道として「生体マトリックス」が最有力候補に挙げられています。

少しややこしい話ですが、結合組織の主成分であるコラーゲンは、もともとは絶縁体（電気や熱を通しにくい物体）なのですが、水分子と結合することによって、半導体の性質を帯び、その結果、「量子」が流れるようになるのでは？　という仮説を発表している科学者も少なくありません。

さらに、この結合組織（生体マトリックス）の強弱が、直接、がんの転移や再発、そして増殖、浸潤（液体がしみこむこと）を決める1つの大きな要因ではないかとも言われはじめているのが現状なのです。

もちろんこれらは、まだ仮説の段階なのですが、サバイバーの方たちも非常に有効だとして、多くの方たちが積極的に行っているストレッチ運動、腹式呼吸、気功などの、その有用性への1つの理論的な裏づけとして、私たちも注目している仮説なのです。

特に気功を続けている人たちには、基礎体温の上昇、リンパ球数の上昇など、自己治癒力の高まりを示唆する効果が多々みられます。しかも気功は、難しいものではありません。身につけて決して損をすることがない、とてもすばらしい自己治癒力増進の方法の1つだと私たちはとらえているのです。

＊9　血管内治療……腫瘍に栄養を運ぶ血管を閉塞させて、腫瘍組織を兵糧攻めにする治療法です。肘《ひじ》か鼠《そ》径《けい》部（股《もも》のつけね）から動脈内にカテーテル（管）を挿入し、腫瘍に栄養を運ぶ支流の先に進めます。そのあと、場合によっては少量の抗がん剤を流すこともありますが、最終的には栄養血管を塞《ふさ》ぎます。開腹手術に比べて体の負担が少なく、短い入院期間で治療できます。肝細胞がん、悪性腫瘍の肝転移、乳がんとその転移、肺がんとその転移、頸部の腫瘍などが適応となります。

＊10　ラジオ波焼灼術（RFA：Radio Freequency Ablation）……皮膚から針（ラジオ波電極針）を刺して腫瘍に命中させ、この電極針から発生するラジオ波エネルギーにより、腫瘍とその周囲を焼きます（熱凝固壊死させる）。このラジオ波による治療は、皮膚の表面に小さな針の跡が残るだけで、腫瘍に命中させる技術は要《い》りますが、とても侵襲性（ダメージ）が小さい治療法です。主に肝細胞がんか、悪性腫瘍の肝転移が適応になりますが、最近では肺がん、腎臓がん、骨軟部腫瘍などに対しても施行する施設も増えてきました。ちなみに直径3センチ以下のがんが3個以内の場合が治療の対象となっています。

＊11　凍結療法……がんをマイナス185度に凍結させることで、がん細胞を破壊する治療法。現在、肺にとどまっている、未転移肺がんを中心に治療が行われていますが、肝臓がん、腎臓がん、子宮頸がんへの応用も行われています。

＊11　温熱療法（ハイパーサーミア）……がん細胞が正常細胞と比べて熱に弱いという性質を利用した、がんの治療法で、腫瘍の局所を42～43度以上にして、30～60分間加温します。そうすることによって、放射線治療や化学療法の効果を高めることが期待され、また、それ自身にも殺細胞効果が期待できます。

＊13　がんワクチン療法……がん細胞が持つ特異的な「目印」（抗原）を接種することにより、体内の免疫力を高め、がん細胞を攻撃し、治療することを目的としています。理論的にはとても理想的な治療法なので

すが、がん細胞もしたたかで、目印をすりかえたり、なくしてしまったりと、なかなか一筋縄ではいかないのが現状なのです。

＊14　免疫細胞療法……採血で採取した自分の免疫細胞（リンパ球や樹状細胞）を増殖・活性化し、ふたたび体内に戻すことで、副作用を抑えながらがん細胞を攻撃する治療法。免疫細胞の活性化の仕方にはいろいろとあるのですが、この治療法の大きな問題点は、がんワクチン療法と同様、がん細胞の目印が思いどおりに定まらないことです。したがって、せっかく活性化された免疫細胞も、攻撃目標を失い、なかなか理屈どおりにいかないのが現状です。また保険が利かないので、治療費がかさんでしまうのも難点となります。

＊15　科学的根拠（エビデンス）……ＥＢＭ（Evidence Based Medicine：「科学的根拠」に基づく医療）などのように、医学の分野でよく使われる用語で、「医療手段の選択の根拠となる客観的な証拠（データ）」を指す。その中でも、特にＲＣＴ（ランダム化比較試験）が珍重されており、昨今では、まるでＲＣＴ以外のデータ（根拠）は科学的根拠がないに等しいといった偏った見方をする医療関係者が多くなり、問題となっています。このことは、医療は多分に個人的な色彩が濃いもので、すべてが数字で割り切れるものではないことを知らない医学者が多いことを物語っているのかもしれません。

＊16　上海がん倶楽部……中国で最も有名な、がん患者会の1つで、「群体抗癌」（みんなで力を合わせて、がんに打ち勝とう！）をモットーに、個人や企業の寄付を原資としながら、がんサバイバーたちが自主運営している学校です。そのがんサバイバーたちが、今まさにがんと闘っているがん患者さんたちに、がんに関する正しい知識や、具体的食事法、気功をはじめとした運動、メンタルケアなど（「ｅ―クリニック」の言うセルフ治療に相当）を教えているのですが、治癒（完治）率が高いことで世界的にも注目されています。

＊17　ゲルソン療法……シュバイツァー博士の親友であり、彼が天才と激賞したとして知られるマックス・

ゲルソン医学博士が、１９３０年代に開発した治療法です。がんを全身の栄養障害・代謝障害ととらえ、食事を変えることによってがんを退縮させたり、再発を予防したりする方法です。大量の生野菜ジュース、塩抜き、脂肪・動物性タンパク質抜きの食事などがその柱になります。このことは、『ガン食事療法全集』（今村光一訳、徳間書店）としてまとめられています。また、「5年生存率０％」と言われながら、この療法で末期のがんを克服した星野仁彦医師による本も、多数出版されています。

＊18 ファイトケミカル（phyto chemical）……ファイトケミカルとは植物に含まれる化学成分（色、香りなどの成分）を指しますが、抗がん作用があるということがわかり、最近とみに注目を浴びています。もっともわかりやすいのが、トマトのリコペン、ニンジンのβ《ベータ》カロテン、あるいは赤ワインに含まれるポリフェノール。さらに大豆に含まれるイソフラボン、ニンニクに含まれるイオウ化合物もファイトケミカルの一種です。今や、ファイトケミカルは、ビタミンやミネラルと同様に、健康を維持するためには不可欠な成分だと考えられています。この他、ルイテン、フラボノイド、カテキン、スルフォラフェインなどがあります。

＊19 必須脂肪酸（essential fatty acid）……身体にとって必要なものなのに、体内で合成できないため、摂取する必要がある「脂肪酸」を指します。具体的には不飽和脂肪酸である「オメガ6脂肪酸」と「オメガ3脂肪酸」の2種類がありますが、一般的には「オメガ6脂肪酸」は足りているものの、オメガ3脂肪酸が不足しているのが現状です。ちなみにオメガ3脂肪酸にはα《アルファ》リノレン酸、エイコサペンタイン酸（ＥＰＡ）、ドコサヘキサエン酸（ＤＨＡ）が含まれますが、これらを多く含む魚類やサプリメントから、積極的に摂取する必要があります。

＊20 プロバイオティクス……腸内環境を改善することにより、有益な作用をもたらす、微生物とその産生物質、または、それらを含む製品、食品のことを指します。みそや納豆などのような「発酵食品」などがそ

れにあたります。

＊21　**微量元素（trace element）**……生命活動に不可欠な元素のうち、量が比較的少ないもののことで、一般には体内含有量が鉄以下の元素を指します。ヒトで亜鉛、銅、マンガン、ヨウ素、モリブデン、セレン、クロムコバルト……などが挙げられますが、ファイトケミカルと同様、体内含有量はごくごく微量であるにもかかわらず、実は自己治癒力の高さを維持する上で、かぎとなる働きをしているのではないかと注目を浴びています。

＊22　**自律神経免疫療法**……自律神経のバランスがくずれることによって免疫（自己治癒力）が低下して発病したとき、自律神経のバランスを整えることで免疫を高めて病気を治すことができるという理論（「福田-安保理論」）に則り、注射針や磁気針、レーザーで皮膚を刺激して、瞬時に交感神経優位から副交感神経優位の状態に変えて病気を治そうというものです。

＊23　**ランダム化比較試験（RCT：Randomized Controlled Trial）**……ランダムに被験者たちを、1つの新しい治療法を施す「治療群」と、既存の治療を行うかプラシーボを用いる「未治療群」（比較対照群）に分け、新しい治療法の効果を判定する方法です。現在、もっとも一般的に用いられている薬剤・治療の効果判定方法となっています。

第5章

決して、わらにはすがらない

がんに特効薬、特効治療はない！

再度強調しますが、1つの治療法、1つの治療薬で、がんが治るはずはないということです。結局は、小さいことを積み重ねた総合力が、相乗的に大きな力となって、効果を発揮するということなのです。

「セルフ治療」で挙げた、それぞれの項目は、一見頼りなさそうにみえるものです。こんなことをしていてなんの効果があるのか？　と思うものも多いのは確かです。しかし、まさにこれら小さいことの積み重ねと、その継続が、意外にも威力を発揮するのです。このことはサバイバー、あるいは私たちのデータが雄弁に物語っています。

小さいことを積み重ね、継続していくことは、確かに細かい手間が必要ですし、ある程度の根気も要《い》ると思います。しかし、やる気になりさえすれば、その1つひとつは誰でもができることです。

お金がないとできない、相当な精神力がないとできないというものでは決してないということが、非常に重要なポイントだと思います。

高い治療費に要注意！

高価な治療費、高価な健康食品だから効果があるというわけでは決してありません。原則として、値段と効果は関係ありません。

なぜなら、多くのものが、値段に、しっかりした根拠がなく、がん患者さんの足元をみて値段をつけているだけだからです。結局は「高ければ高いほど効果がある」という先入観（プラセボ効果）を逆手にとって値段をつけているということになります。

私は、価格には非常（非情）なこだわりを持って、業者や医者と日々接しています。

その中でつくづく残念に思うことは、あまりにも多くの業者や治療師（医師も含め）が、良心の呵責《かしゃく》もなしに暴利を貪《むさぼ》り、平然としていることです。

極端な例を挙げてみますと、社会的な評価も高い著名な教授までもが、仕入れ価格２０００円ほどの健康食品を、平気で10万円近くの価格で販売していたり……と、情けなくなる内部事情も少なくありません。

ごくまれに、高価で効果のあるものもありますが、それでもそれが特効薬であったり、唯一の治療法であることは皆無だと思います。同じ効果を発揮する、もっとコストパフォーマンス（費用対効果）のいい他の選択肢が必ずあるはずです。

仮に、難病に特別の効果を上げる治療法というものがあって、それが唯一のものだとすれば、誰もがその治療法を享受できるよう、逆に安価にしなくてはいけないと思うのですが、いかがでしょうか。

まして、エイズの治療薬などのように、特許を取得することで法外な利益を得ようなどと考える人がいるとするならば、それは最も人倫に反する行為だと思います。

したがって、高コストの治療法や健康食品などは避けるほうが無難です。サバイバーの方たちからも、高価な治療法、高価な健康食品が治癒を決定付けたという話を、いまだかつて聞いたことはありません。

1つの目安として、月に5万～10万円を超えるような治療については、さけたほうが賢明だと思います。

まったく利害関係のない医師に相談して、それでも取り入れる価値があると判断されれば別ですが、そうでない場合には思い切って断るべきです。

中には1ヵ月に何十万も、治療費や健康食品に費やしている方も少なくありません、それは、ただただ悪徳業者や悪徳治療師（医者）に、足元をみられ、カモにされているだけです。先にも触れましたが、高価なものほど効果がありそうだ！　という心理をたくみに利用して金儲けしているのです。確かにプラセボ（偽薬）効果も多少はあるでしょうが、それだけのための数十万円は高すぎるのではないでしょうか。

カリスマ医師に要注意！

残念ながら、医師免許を持ち、白衣を身にまとう鬼が現実にはいるのです。データを捏造《ねつぞう》し、がんは治るとうそぶき、大金をまきあげる。しかも、他の治療法は受けさせないという医者！

また、「絶対に治る！」と安請け合いする医者には注意するべきです。

確かにカリスマ性がプラセボ（偽薬）効果を喚起することがないとは言えませんが、そのことを逆手にとって高価な治療費を請求したり、高価な健康食品を売りつけたりするのは許せることではありません。

「e―クリニック」にも、そういった有名なカリスマ医師の被害にあい、泣きついてこられる患者さんが数多くいらっしゃいますが、その所業は、同じ医者としておよそ慙愧《ざんき》に堪えません。

そういった医者たちも、ひょっとすればむかしは志が高かったのかもしれませんが、だとすれば、おそらく地位とお金が心を狂わせたのだと思います。

現在の薄利多売の医療システムそのものにも問題がないとはいえませんが、その状況をうまく逆手にとり、患者さんを食い物にする医者の存在は決して許されるものではありません。

インターネット販売に要注意！

インターネットでは、実にさまざまなサプリメントや中医薬が販売されています。

しかし残念ながら、それらの販売サイトは、いいかげんなものが多いというのが現状です。インターネットでは顔が見えませんので、誰がどういう意図で販売しているのかがよくわかりません。

また反対に、患者さんのプロフィール（病状など）もわからないままに販売すること自体にも、危うさを感じるのは私たちだけでしょうか？

私たちのところにも、無意味なサプリ、まったく合わないサプリ、ただただ高いだけのサプリ、肝障害の原因となるサプリを売りつけられたというがん患者さんがごまんといらっしゃいます。

誤ったサプリを買わされたために命を落とすケースも少なからずあるのは事実ですし、一時的にせよ、肝障害に見舞われた方は枚挙にいとまがありません。

たかがサプリ、されどサプリなのです。もちろん、大手の会社といえども例外ではありません。

サプリとはいえ、場合によっては命に関わることもあります。ですからアドバイスは、やはりそれなりにしっかりと研鑽《けんさん》を積んだ専門家がやるべきです。現状では、少なくとも何らかの国家資格が必要なのかもしれません。ただし、医師であっても不勉強な医師にはその資格がないのは当然のことです。

また、中医薬に関しては、サプリよりももっと厳しい規制が必要です。なぜなら、効果が高い分、それだけ副作用も大きいからです。

もちろん、中医に精通した日本側の医師が責任を持って監修・管理をしているサイトでなければ絶対に購入しないことが肝要です。そして、その医師にも会おうと思えば会えることが必須条件となります。

日本側の医師が実在しないか、販売者が勝手に名前を使った杜撰《ずさん》な場合もけっこう多いので注意が必要です。

あとがき

医学はとんでもないスピードで進歩しているように喧伝《けんでん》されているようですが、残念ながらそれほどでもないのかもしれません。学問としての医学は進歩しているのかもしれませんが、患者さんに還元される医学、つまり、こと医療に関しては、ほとんど進歩がみられないのが現状です。

実際に、医療が進歩していると言えるのは、診断技術や救急医療などごくごく狭い範囲に限られ、がんをはじめとする慢性疾患の治療成績には、ほとんど進歩がないと言っても過言ではありません。

特にがん治療の場合、ほんの2〜3ヵ月の気休めのような延命ではなく、年余にわたる寿命の延長、しかもQOL（生活の質）を著しく損なうことなく大幅に寿命を延長するという点に関しては、ほとんど満足のいく改善はないように思われます。

確かに胃がん、大腸がん、乳がん、子宮頸がんなど、これら一部のがんに関しては診断技術にも進歩がみられ、早期のがんがみつかるようになりました。けれど、今考えられる理想の検診を受けることができたとしても、がん全体の65〜70％程度しか発見できないという現状も認識すべきです。特に肺、子宮体部、膵臓、胆嚢《たんのう》、胆管などのがんの場合、本当の「治癒可能な早期がん」をみつけることは困難です。

したがって、胃がん、大腸がん、乳がん、子宮頸がんなどに関しては、一見治療効果が上がったかのような錯覚に陥るのですが、実は単に、より早期のがんが発見されるようになったために、見かけ上、がんの生存率が上がったかのように映るだけなのです。

つまり、ある程度進んだがんに対する治療成績には、残念ながらはっきりとした改善がみられないのが実態です。

本書は、がんサバイバーたちと、今まさにがんと闘っている人たちの、命を賭けた貴重な体験を基調にしながら、自身の体験がより多くの人たちにとって福音になればという、そんな強い思いを具現化したものです。まずは彼（彼女）らの英断に敬意を表するとともに、他を思いやる温かい気持ちに深く感謝の念を表したいと思います。

また、彼（彼女）らの強い思いを感得し、ぜひにと、必ずしも平坦ではない編集の労を買って出ていただいた飛鳥新社の島口典子さんには頭が下がります。この場を借りてお礼を述べたいと思います。

さらに、いつも執拗なまでにダメだしをしてくれる「e－クリニック」スタッフにもあらためて謝意を表したいと思います。

そして最後に、この本を手に取り、読んでくださった読者のみなさまに、心より感謝の気持ちを伝えたいと思います。がん患者さんのみならず、すべての方たちが元気で長生きできますように、微力ながら、今後とも力を尽くしていきたいと思っています。

岡本　裕

ちなみに「ｅ—クリニック」の、「ｅ」の意味はなんだと思いますか？

「essential《エッセンシャル》」（本音の、本質的な）、「easy《イージー》」（気軽に）、「equal《イコール》」（対等な）、「educational《エデュケーショナル》」（教育的な）「electronic《エレクトロニック》」（インターネット上の）にあやかって、その頭文字を、という意図も確かにあるのですが、実を言うと「earth《アース》」（地球）の「ｅ」を意識しているのです。


また最近、「ｅ—クリニック」では、病気の予防、そして健康増進にも力を注いでいます。

それは、がんをはじめとする慢性疾患の治療法が、とりもなおさず未病の治療、つまり健康増進につながることが明らかになってきたからなのです。つまり、がんを根本的に治すことは、健康度を高めることとまったく同じことであることがわかってきたからなのです。

詳しくは「『９割の病気は自分で治せる』サイト」

www.e-comment.jp まで。


（岡本　裕）

「e《イー》ークリニック」について

「eークリニック」は、現代医療に欠けている部分を補うために創設された医療機関です。

有志の医師７人を含む15人が、協働でインターネット、メール、面談、セミナー、ワークショップ、書籍などを通じて、日々有意な情報を発信し続けています。

詳しくは、www.e-clinic21.or.jp

電話 06-6305-9629まで。

私たちは「eークリニック」の考えを広めながら、そう遠くない将来に、標準治療だけにこだわらない、患者さん個々人に応じたきめ細かい治療、いわゆるオーダーメイド医療が、どこの病院ででも広く一般化されることを目指しています。

現代医療を本来のあるべき姿に変えることが、私たちの使命であると同時に、それが「eークリニック」の存在意義だととらえています。すなわち、「eークリニック」の考えが広く社会に浸透し、もはや「eークリニック」を必要としない、安心・安全な社会を目指すのが、私たちの使命なのです。

・理想の医療をめざして開業された……
「よしざわ消化器外科クリニック」（栃木県宇都宮市）
http://www.yoshizawa.dr-clinic.jp/
E-Mail k-yoshi@jichi.ac.jp
電話 028-658-6111　FAX 028-658-7255

・さまざまな角度から病気と向き合う……
「たにぐちクリニック」（大阪市旭区）
　＊「e-クリニック」スタッフ医師
http://www.tani-cl.jp/
電話 06-6951-1717　FAX 06-6951-1857

・心と体にやさしい治療がモットーの……
「海風診療所」（山口県周南市）
　＊「e-クリニック」スタッフ医師
http://www.umi-kaze.com/
E-mail info@umi-kaze.com
電話 0834-33-0889　FAX 0834-33-0890

●その他
・中医（中国伝統医学）のことなら……
「幸福堂」
E-mail koufuku@kiko-jc.co.jp
電話 06-6390-0529　13時～18時（土日祝除く）
FAX 06-0390-0549

・がん治療に精通した「気功療法」を行っている……
特定非営利活動法人　代替医療 気功療法研究所
京都気功学院（京都市中京区）
電話 075-231-4631　FAX 075-231-4632
E-mail t.kojima@mocha.ocn.ne.jp

「eークリニック」が
おすすめする医療機関など

★「eークリニック」が推薦する患者会

・がんを治すための情報収集とサバイバーとの交流の拠点……

「憩いの森」（大阪市淀川区）
http://gannaoru.blog23.fc2.com/
E-Mail ikoinomori@iris.eonet.ne.jp
電話 0747-27-1014（事務局〈奈良県〉）

★「eークリニック」が推薦する医療機関など

●医院（クリニック）

・血管内治療専門の……

「ゲートタワーＩＧＴクリニック」（大阪府泉佐野市）
http://www.igtc.jp/
電話 072-463-0855　FAX 072-464-8544

・ホリスティック医療に力を注いでいる……

「イーハトーヴクリニック」（神奈川県横浜市）
http://ihatovo-clinic.com/
E-Mail info@ihatovo-clinic.com
電話&FAX 045-902-7240

・超高濃度ビタミンＣ点滴療法をはじめ、がん統合医療で有名な……

「健康増進クリニック」（東京都千代田区）
http://www.kenkou-zoushin.com/
E-mail info@kenkou-zoushin.com
電話 03-3237-1777　FAX 03-3237-1778

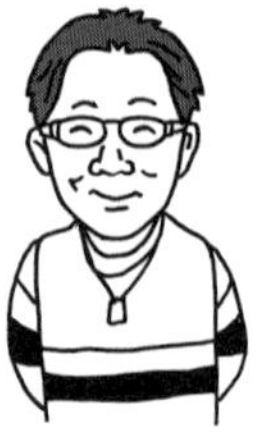

【著者略歴】

岡本　裕（おかもと ゆたか）

1957年、大阪市生まれ。「e《イー》ークリニック」医師。医学博士。大阪大学医学部、同大学大学院医学部卒業。卒業後12年あまり、大学病院、市中病院、大阪大学細胞工学センター（現在の大阪大学大学院生命機能研究所）で、主として悪性腫瘍（がん）の臨床、研究にいそしむ。その後、従来の医療・医学の考え方と手法に限界を感じ、臨床医を辞める。

1995年、阪神淡路大震災をきっかけに、「21世紀の医療・医学を考える会」を仲間と立ち上げる。2001年、会を移行した形で、本音で情報発信し、本音で答えるウェブサイト「eークリニック」（www.e-clinic21.or.jp）をスタート。現在は、「がんを治すためのがん患者会」（憩いの森）と協働で、がんをはじめ、慢性疾患、未病の方を対象に情報発信、健康増進セミナーを行っている。

生来あまり縛られることが好きではなく、「逆らわず従わず」をモットーに、わりとわがままに暮らしている。ついつい仕事よりも放浪の旅と読書を優先させてしまう、“貧乏暇あり”をいたく好む常識人である。

著書には、ベストセラーとなった『９割の病気は自分で治せる』（中経出版）、本書のベースとなった『がん完治の必須条件』（かんぽう）、『「死の宣告」からの生還』（講談社）などがある。


本書は、『がん完治の必須条件――e-クリニックからの提言』（かんぽう刊）と『「死の宣告」からの生還――実録・がんサバイバー』（講談社刊）の一部を抜粋し、新たに書き下ろしを加えたものです。

また、184～187ページのイラストは、『９割の病気は自分で治せる』（中経出版）で紹介されたものを流用しています。

9割の医者は、がんを誤解している！
生還者《サバイバー》に学ぶ「がん治療」の新しい考え方

2010年５月27日　第１刷発行
2010年６月24日　第２刷発行

著　者
岡本　裕

発行者
土井尚道

発行所
株式会社　飛鳥新社
〒101-0051 東京都千代田区神田神保町3-10
神田第３アメレックスビル
電話（営業）03-3263-7770（編集）03-3263-7773
http://www.asukashinsha.co.jp/

印刷・製本
大日本印刷株式会社

ISBN978-4-86410-016-8

飛鳥新社の本

「朝はかならずやってくる」——98歳の処女詩集

くじけないで

柴田トヨ

「思わず涙がこぼれた」「勇気づけられた」
産經新聞「朝の詩《うた》」で感動の声、続々!

定価1000円/112頁/B6判上製　ISBN978-4-87031-992-9

老いてなお、意気軒昂に過ごすには?

「人生二毛作」のすすめ

脳をいつまでも生き生きとさせる生活

外山滋比古

第二の人生を大きく花開かせるための
何度でも元気を取り戻す生き方の極意

定価1260円/192頁/新書判上製　ISBN978-4-87031-990-5